Liedl • Schäfer • Knaevelsrud

Psychoedukation bei posttraumatischen Störungen

2. Auflage

Alexandra Liedl
Ute Schäfer
Christine Knaevelsrud

Psychoedukation bei posttraumatischen Störungen

Manual für Einzel- und Gruppensetting

2., überarbeitete Auflage

Mit einem Geleitwort von
Andreas Maercker

Mit 14 Abbildungen und zahlreichen Tabellen

Zusätzlich unter www.schattauer.de/2934.html alle Arbeitsmaterialien für Patienten zum Ausdrucken

Schattauer

Dr. phil. Dipl.-Psych. Alexandra Liedl
Zentrum ÜBERLEBEN
bzfo – Behandlungszentrum
für Folteropfer Berlin e.V.
Turmstraße 21
10559 Berlin
a.liedl@bzfo.de

Ute Schäfer
Berufliches Trainingszentrum (BTZ)
Berlin
Berufsförderungswerk Berlin-Brandenburg e.V.
Elsenstraße 87–96
12435 Berlin
Ute-Ursula.Schaefer@gmx.de

Prof. Dr. phil. Christine Knaevelsrud
Freie Universität Berlin
Abteilung für Klinische Psychologie
und Psychotherapie
Habelschwerdter Allee 45
14195 Berlin
und
Zentrum ÜBERLEBEN
bzfo – Behandlungszentrum
für Folteropfer Berlin e.V.
Turmstraße 21
10559 Berlin
c.knaevelsrud@bzfo.de

Bibliografische Information der Deutschen Nationalbibliothek
Die Deutsche Nationalbibliothek verzeichnet diese Publikation in der Deutschen Nationalbibliografie; detaillierte bibliografische Daten sind im Internet über http://dnb.d-nb.de abrufbar.

Besonderer Hinweis:
Die Medizin unterliegt einem fortwährenden Entwicklungsprozess, sodass alle Angaben, insbesondere zu diagnostischen und therapeutischen Verfahren, immer nur dem Wissensstand zum Zeitpunkt der Drucklegung des Buches entsprechen können. Hinsichtlich der angegebenen Empfehlungen zur Therapie und der Auswahl sowie Dosierung von Medikamenten wurde die größtmögliche Sorgfalt beachtet. Gleichwohl werden die Benutzer aufgefordert, die Beipackzettel und Fachinformationen der Hersteller zur Kontrolle heranzuziehen und im Zweifelsfall einen Spezialisten zu konsultieren. Fragliche Unstimmigkeiten sollten bitte im allgemeinen Interesse dem Verlag mitgeteilt werden. Der Benutzer selbst bleibt verantwortlich für jede diagnostische oder therapeutische Applikation, Medikation und Dosierung.
In diesem Buch sind eingetragene Warenzeichen (geschützte Warennamen) nicht besonders kenntlich gemacht. Es kann also aus dem Fehlen eines entsprechenden Hinweises nicht geschlossen werden, dass es sich um einen freien Warennamen handelt.

E-Mail: info@schattauer.de
Internet: www.schattauer.de
Printed in Germany

Lektorat: Alina Piasny, Stuttgart
Umschlagabbildung: Hannes Bessermann
Umschlaggestaltung: Medienfabrik GmbH, 70174 Stuttgart, www.medienfabrik-gmbh.com
Satz: Mediendesign Joachim Letsch, Esslingen
Druck und Einband: Himmer AG, Augsburg

ISBN 978-3-7945-2934-6

Geleitwort

An vielen Orten in den deutschsprachigen Ländern gibt es Vereine oder Zentren, die traumatisierte Menschen betreuen. Das ist und bleibt äußerst herausfordernd für die dort Tätigen, denn als Therapeut oder Gruppenbetreuer wird man mit viel Leid konfrontiert – oftmals Leid, welches Menschen anderen Menschen bewusst zugefügt haben.

Die drei Autorinnen haben das Manual aus ihrer praktischen Arbeit im Behandlungszentrum für Folteropfer in Berlin heraus entwickelt. Die Inhalte der Gruppenstunden sind sehr sorgfältig ausgewählt und im Detail beschrieben. Als aufmerksamer Leser kann man sich gut vorstellen, wie die traumatisierten Gruppenteilnehmer behutsam ein besseres Wissen über sich selbst erwerben, auch wenn sie vorher sehr weit entfernt von jeder Art psychologischer oder psychotherapeutischer Erfahrung lebten. In Folteropfer-Behandlungszentren kommen die Gruppenteilnehmer ja zumeist aus Entwicklungsländern, in denen man jeder Art von Psychologisierung oder einer Empathie mit sich selbst skeptisch gegenübersteht. Ein ganz besonderes Verdienst dieses Manuals sehe ich darin, diesem Personenkreis ein angemessenes Angebot zu machen.

Das vorliegende Buch füllt aber darüber hinaus noch eine weitere wichtige Lücke in der inzwischen schon sehr umfassend gewordenen Therapieliteratur zu posttraumatischen Störungen. Die Psychoedukation – deren Kennzeichen es in diesem Fall ist, auf das Erzählen der traumatischen Erlebnisse und deren Aufarbeitung zu verzichten – ist auch für bestimmte Beratungs- und Therapiesettings mit anderen Klienten- und Patientengruppen besonders geeignet. Immer dann, wenn Traumatisierte zu ambulanten Gruppen meist einmal pro Woche zusammenkommen, sind intensivere Therapietechniken kontraindiziert. Therapeutische Intensivtechniken wie die Traumaexposition können zwar durchaus in Gruppen im stationären Rahmen und Kliniken und Spitälern durchgeführt werden. Im ambulanten Rahmen ist es dagegen meist nicht möglich, abzuklären oder gar zu gewährleisten, ob sich die Patienten ausreichend *sicher* und *getragen* fühlen. In solche ambulanten Gruppen nicht nur mit Folterüberlebenden, sondern auch mit allen anderen Traumaopfern passt das hier vorliegende Psychoedukationsmanual sehr gut. Im stationären Setting kann die zusätzliche Anwendung des Manuals eine große Bereicherung des therapeutischen Angebotes sein. Ich wünsche ihm eine weite Verbreitung.

Prof. Dr. phil. Dr. med. Andreas Maercker
Ordinarius für Psychopathologie und Klinische Intervention
Universität Zürich

Vorwort zur 1. Auflage

Die Wurzeln der Psychoedukation sind in der Verhaltenstherapie zu finden, deren Vertreter von Anfang an stark darum bemüht waren, Verfahren zur aktiven Problembewältigung zu entwickeln. Mit der Psychoedukation wurde anfänglich das Ziel verfolgt, die Medikamenten-Compliance der Patienten zu erhöhen. Die Forschung belegte in den 1950er Jahren die positive Wirkung von Neuroleptikabehandlung bei schizophrenen Patienten. Allerdings nahmen Betroffene die verordneten Arzneimittel nicht regelmäßig ein, was mit fehlender Krankheitseinsicht und mangelndem Krankheitsverständnis erklärt wurde. Dadurch kam es zu Rückfällen, die in den meisten Fällen vermeidbar gewesen wären. Es lag nahe, Patienten gezielt über ihre Erkrankung sowie die Wirkungen und Nebenwirkungen von Medikamenten aufzuklären. Dies wurde in den 1970er und 1980er Jahren zunächst in den USA für Patienten aus dem schizophrenen Formenkreis und deren Angehörige im Gruppensetting angeboten. Nachdem die Wirkung von Psychoedukation bestätigt wurde, fand sie einen immer größeren Anwendungsbereich und ist heute aus der klinischen und ambulanten Behandlung verschiedenster Störungsbilder kaum noch wegzudenken.

Auch in der therapeutischen Arbeit mit traumatisierten Patienten ist die Psychoedukation ein wichtiger Baustein. Unsere Erfahrung hat gezeigt, dass die Aufklärung und Informationsvermittlung über die Folgen traumatischer Erlebnisse einen ersten entscheidenden Behandlungsschritt darstellt. Nur wenn Betroffene ihre Symptomatik einschätzen können und lernen, damit umzugehen, können Veränderungen erzeugt werden. Bislang gab es jedoch kein psychoedukatives Behandlungsmanual für traumatisierte Patienten.

Vor diesem Hintergrund entstand das vorliegende Buch. Unser primäres Ziel ist es, durch ein psychoedukatives Angebot Patienten die Ohnmacht und Angst vor ihrer Symptomatik zu nehmen. Dies kann erreicht werden, indem Beschwerden als Folgeerscheinung traumatischer Erlebnisse erklärt und gemeinsam Möglichkeiten erarbeitet werden, wie Probleme im Alltag bewältigt werden können.

Das Herzstück des Buches ist das Manual mit den einzelnen Modulen, die individuell eingesetzt und variiert werden können. Als Einstieg zeigen wir im Kapitel „Einführung“ Möglichkeiten und Grenzen von Psychoedukation auf und geben einen Überblick über die verschiedenen Formen traumatischer Ereignisse und deren Folgen. Im Kapitel „Grundlagen des Manuals“ werden die Themen und Inhalte der einzelnen Module zusammenfassend vorgestellt. Das Kapitel „Umgang mit dem Manual“ zeigt deren Einsatzmöglichkeiten im Einzel- und Gruppensetting auf. Dabei geben wir einen detaillierten Ablauf der psychoedukativen Sitzungen in den jeweiligen Settings. Um Anwender auf die therapeutischen Herausforderungen, die bei der psychoedukativen Arbeit mit Traumatisierten auftreten können, vorzubereiten, erläutern wir im vierten Kapitel formale und inhaltliche Herausforderungen und geben Vorschläge, wie Therapeuten darauf reagieren können. Im Anhang des Buches stellen wir schließlich Achtsamkeits- und Entspannungsübungen vor, die in die einzelnen Sitzungen eingebaut werden können.

Ganz herzlich bedanken möchten wir uns bei den Patienten des Behandlungszentrums für Folteropfer, die bei der Entwicklung des Manuals maßgeblich beteiligt waren und uns in den Gruppensitzungen ihr Vertrauen geschenkt haben.

Unser besonderer Dank gilt zudem dem Schattauer Verlag, insbesondere Alina Piasny und Julia Waldherr, für die sehr gute und angenehme Zusammenarbeit.

Berlin, im Herbst 2009

Alexandra Liedl
Ute Schäfer
Christine Knaevelsrud

Vorwort zur 2. Auflage

Der Anspruch des Manuals ist auch in der 2. Auflage, Psychologen, Ärzten und anderen Berufsgruppen Anregungen, Hilfestellungen und Unterstützung in der klinischen Arbeit mit traumatisierten Menschen zu bieten. Aufgrund der positiven Rückmeldungen von Kollegen, die in Kliniken, Beratungsstellen oder Praxen tätig sind und denen das Manual eine hilfreiche Unterstützung in der Therapie von Traumapatienten ist, haben wir das Grundkonzept beibehalten und an manchen Stellen intensiviert. So finden die Leser nun auch bei Notfällen, wie Suizidalität oder Flashbacks, konkrete Hilfestellungen. Zudem wurde das Literaturverzeichnis überarbeitet und erweitert, so dass sich Interessierte vertiefend informieren können. Außerdem bietet die neue Auflage Zusatzinformationen für den spezifischen Indikationsbereich eines psychoedukativen Gruppensettings.

Wir freuen uns sehr, dass unser Buch einen Beitrag zur Verbesserung der Versorgung von traumatisierten Menschen liefert und die 2. Auflage hierfür noch mehr Informationen für Experten bereithält. Das Gefühl der Ohnmacht und Kontrolllosigkeit, das viele Betroffene aufgrund ihrer Symptomatik erleben, kann durch Aufklärung und Informationsvermittlung reduziert und teilweise sogar abgebaut werden.

Auch die Neuauflage war durch die sehr gute Zusammenarbeit mit dem Schattauer Verlag, allen voran Frau Alina Piasny, geprägt – ihr gilt unser besonderer Dank!

Berlin, im Frühjahr 2013

Alexandra Liedl
Ute Schäfer
Christine Knaevelsrud

Inhalt

1 **Einführung** ... 1

1.1 **Psychoedukation** ... 1

1.2 **Möglichkeiten und Grenzen von Psychoedukation** ... 2

1.3 **Formen traumatischer Ereignisse und deren Folgen** ... 3

2 **Grundlagen des Manuals** ... 5

2.1 **Aufbau** ... 5

2.2 **Themenüberblick** ... 5

3 **Umgang mit dem Manual** ... 9

3.1 **Allgemeine Hinweise** ... 9

3.2 **Einsatzmöglichkeiten** ... 9

3.3 **Einzelsetting** ... 10

3.4 **Gruppensetting** ... 11

4 **Therapeutische Herausforderungen** ... 19

4.1 **Formale Herausforderungen** ... 19

Einhalten der begrenzten Zeit in der Blitzlichtrunde ... 19

Geste „Wort weitergeben“ wird nicht eingehalten ... 19

Keine Meldung, die Wiederholung der letzten Sitzung zu übernehmen ... 20

Aufgabe „Wiederholung der letzten Stunde“ bereitet Schwierigkeiten ... 20

Übungen werden nicht ausgeführt ... 20

4.2 **Inhaltliche Herausforderungen** ... 21

Schildern von traumatischen Erfahrungen im Gruppensetting ... 21

Erlebte Kluft zwischen Patient und Therapeut ... 21

Emotionale Belastung der Teilnehmer ... 22

Schweigen der Teilnehmer ... 22

Scham ... 23

Hoffnungslosigkeit und Ohnmachtsempfinden (negative Glaubenssätze) ... 23

4.3 **Notfälle** ... 24

Akute Suizidalität ... 24

Intrusionen und Flashbacks ... 25

Das Manual

Modul 1: Psychoedukation – ein erster Schritt auf dem Weg durch das Labyrinth ... 29
Infoblatt ... 38
Zeitplan mit Themen ... 39

Modul 2: Sie können verändern und dürfen entscheiden – gemeinsam sind wir stärker ... 40
Leitsätze ... 44
Übungsblatt ... 45

Modul 3: Trauma – auch tiefe Wunden können heilen ... 46
Infoblatt ... 52
Übungsblatt ... 53

Modul 4: Posttraumatische Belastungsstörung I – eine normale Reaktion auf ein abnormes Ereignis ... 54
Infoblatt ... 63
Übungsblatt ... 65

Modul 5: Posttraumatische Belastungsstörung II – nicht hilflos ausgeliefert ... 66
Infoblatt ... 71
Übungsblatt ... 73

Modul 6: Dissoziation – bleiben Sie im Hier und Jetzt ... 74
Infoblatt ... 79
Übungsblatt ... 80

Modul 7: Vergessen – und Erinnerungshilfen ... 81
Infoblatt ... 86
Übungsblatt ... 87

Modul 8: Schmerzen – und Entlastung ... 88
Infoblatt ... 94
Übungsblatt ... 95

Modul 9: Depression – tauchen Sie wieder auf ... 96
Infoblatt ... 103
Übungsblatt ... 105

Modul 10: Schlafstörungen – entspannen Sie sich ... 106
Infoblatt ... 111
Übungsblatt ... 112

Modul 11: Angst – nur Mut 113
Infoblatt 121
Übungsblatt 122

Modul 12: Aggressionen – gehen Sie es an 123
Infoblatt 129
Übungsblatt 131

Modul 13: Lassen Sie sich helfen, helfen Sie sich selbst 132
Infoblatt 138
Übungsblatt 139

Modul 14: Das Leben zurückerobern 140
Infoblatt 145

Modul 15: Abschlussfest 146

Zusatzmodul: Trauer – lassen Sie sich Zeit 147
Infoblatt 156
Übungsblatt 157

Exkurs: Rahmenbedingungen der therapeutischen Arbeit im interkulturellen Kontext 158
Die Arbeit mit Dolmetschern im therapeutischen Setting 158
Besonderheiten in der Arbeit mit traumatisierten Flüchtlingen 159
Hilfreiche Tipps zur Psychoedukation mit Traumatisierten 160

Zusatzmodul: Integration – wagen Sie Neues 161
Infoblatt 165
Übungsblatt 166

Anhang: Achtsamkeits- und Entspannungsübungen 167
Achtsamkeitsübung 167
Entspannungsübung 1: Sicherer innerer Ort 167
Entspannungsübung 2: Progressive Muskelrelaxation 168
Entspannungsübung 3: Tiefe Bauchatmung 171

Literatur 173

Erläuterung der im Text verwendeten Symbole
Instruktionen des Therapeuten **T**
Fragen des Therapeuten T
Patientenaussagen **P**

Die Arbeitsmaterialien für Patienten (Info- und Übungsblätter) zu jedem Modul stehen zusätzlich unter www.schattauer.de/2934.html als PDFs zum Ausdrucken zur Verfügung.

1 Einführung

„Ich habe meine Erkrankung intensiv studiert und fand es von unschätzbarem Wert, informiert zu werden – um meine Erkrankung zu verstehen, sie zu akzeptieren und damit umgehen zu können. Wir müssen unsere Erkrankung bewußt und fortlaufend studieren und auch voneinander lernen, um mit den individuellen Einschränkungen, die wir erleben, zurecht zu kommen." (Leete 1989, übersetzt und zitiert durch Wienberg 1997, S. 195)[1]

1.1 Psychoedukation

Das Manual „Psychoedukation bei posttraumatischen Störungen" entstand im Behandlungszentrum für Folteropfer Berlin (bzfo). In unserer Arbeit mit traumatisierten Patienten haben wir die Erfahrung gemacht, dass Menschen, die aufgrund einer traumatischen Erfahrung an posttraumatischen Störungen leiden, die Symptome häufig als beängstigend, unverständlich und zum Teil beschämend empfinden. So befürchten Betroffene, die an unwillkürlichen Erinnerungen, dissoziativem Erleben, Konzentrations- und Gedächtnisstörungen leiden, den Verstand zu verlieren. Sie machen sich aufgrund vegetativer Angstsymptome, wie Herzklopfen oder Zittern, große Sorgen über die eigene körperliche Verfassung. Nicht selten werden körperliche Reaktionen als Anzeichen einer körperlichen Erkrankung missverstanden. Patienten beobachten an sich selbst Veränderungen der Wahrnehmung und des Bewusstseins, Vergesslichkeit, Nervosität und Gereiztheit bis hin zu aggressiven Durchbrüchen, was wiederum Angst, Scham- und Schuldgefühle auslöst. Auch depressive Verstimmungen oder Episoden und Schlafstörungen veranlassen traumatisierte Patienten häufig zu eigenen Schuldzuweisungen.

Das einführende Zitat einer psychisch erkrankten Patientin zeigt deutlich, wie wichtig es für Menschen, die an einer psychischen Störung leiden, ist, Informationen und Wissen über ihre Krankheit vermittelt zu bekommen. Psychoedukation beschränkt sich dabei nicht allein auf Wissensvermittlung. Wir verstehen Psychoedukation vielmehr als Hilfe zur Selbsthilfe: Gemeinsam mit den Patienten wird ein Krankheitsmodell erarbeitet, das dazu beiträgt, die Symptome zu verstehen und richtig einzuordnen. Ziel von Psychoedukation ist daher, die Autonomie der Patienten zu stärken und ihre Ressourcen zu fördern.

---

1 Abdruck mit freundlicher Genehmigung des Psychiatrie-Verlags

1.2 Möglichkeiten und Grenzen von Psychoedukation

Psychoedukation kann den Betroffenen eine erste Form der Entlastung bieten. Oberstes Ziel des psychoedukativen Angebots bei Traumatisierten ist es, den Patienten Wissen über das traumatische Erlebnis, seine Folgen und mögliche Umgangsweisen mit der Symptomatik zu vermitteln. Der Patient wird dabei als Experte des Erlebten und seiner Erkrankung gesehen, dessen Wissen ein wesentlicher Baustein unseres Manuals darstellt. Daher sind interaktive Anteile wichtige Bestandteile in den Modulen.

Neben der Wissensvermittlung ist die Entlastung und Einordnung der Symptomatik ein entscheidendes Ziel unseres Manuals. Viele Betroffene leiden an der Angst, „verrückt zu sein" und jegliche Kontrolle zu verlieren. Patienten empfinden es daher häufig als entlastend, wenn sie die Erfahrung machen, dass auch andere von gleichen Problemen betroffen sind und es einen Namen für ihre Symptome gibt. In einem Gruppensetting wird Patienten durch den Austausch mit anderen Betroffenen deutlich, dass ihre Erkrankung einen Namen hat und eine völlig normale Reaktion auf ein abnormes Ereignis darstellt.

Durch das gemeinsame Erarbeiten von Strategien, wie im Alltag mit Symptomen (wie z. B. Schlafstörungen, Flashbacks oder Konzentrationsschwierigkeiten) umgegangen werden kann, erkennen Patienten, dass sie der Erkrankung nicht hilflos ausgeliefert sind. Daher ist ein weiteres zentrales Ziel unseres Manuals, gemeinsam mit dem Patienten Hilfsmöglichkeiten zu entwickeln.

Der psychoedukative Charakter zeigt jedoch auch klare Grenzen auf, über die dieses Angebot nicht hinausgehen kann. Im Rahmen der Psychoedukation ist eine therapeutische Aufarbeitung des traumatischen Erlebnisses nicht möglich.

Gerade im Gruppensetting ist es daher entscheidend, Patienten bereits im Vorgespräch Möglichkeiten und Grenzen der psychoedukativen Gruppe aufzuzeigen. Dadurch kann falschen Erwartungen und damit einhergehenden Enttäuschungen vorgebeugt werden.

Ziele des Manuals

- Wissensvermittlung
- Entlastung
- Sicherheit

Grenzen des Manuals

- Keine Aufarbeitung des traumatischen Erlebnisses
- Kein therapeutisches Angebot

Bei der Durchführung der Psychoedukation ist neben dem Wissen um bereits genannte Ängste, unter denen Betroffene häufig leiden, auch das Wissen um unterschiedliche Formen von traumatischen Ereignissen von entscheidender Bedeutung. Daher geben wir im Folgenden einen kurzen Überblick über die Art des Traumas und mögliche Folgestörungen.

1.3 Formen traumatischer Ereignisse und deren Folgen

Auch wenn sich traumatisierte Menschen, die an einer posttraumatischen Störung leiden, in ihrer Symptomatik ähneln, gibt es doch Unterschiede im Erlebten, die es zu berücksichtigen gilt. Patienten, die ein von Menschenhand verursachtes Trauma erlebt haben, wie Vergewaltigung, häusliche Gewalt oder Foltererfahrungen, unterscheiden sich von Patienten, die einen Unfall oder eine Naturkatastrophe erlebt haben. Neben der Symptomatik einer Posttraumatischen Belastungsstörung leiden Erstere häufig an der Erschütterung ihres Werte- und Glaubenssystems, Vertrauensverlust und einer lähmenden Ohnmacht und Hilflosigkeit. Diese Aspekte werden auch in der Psychoedukation von Bedeutung sein und sollten entsprechend berücksichtigt werden.

Ein weiterer Traumaaspekt, der die Folgen und den Umgang mit dem Erlebten beeinflusst, ist das Alter, in welchem das Ereignis stattgefunden hat. Menschen, die bereits in ihrer Kindheit Traumatisches erlebt haben, sind dadurch stark in ihrer Entwicklung und in ihren Wertvorstellungen beeinflusst worden.

Zudem gilt es zwischen einmaligen oder kurz andauernden, unerwartet eingetretenen Ereignissen (Typ I) und wiederholten, als Serie miteinander verknüpften Ereignissen bzw. komplexen Traumatisierungen (Typ II) zu unterscheiden. Unter Typ-I-Traumata werden Ereignisse wie Vergewaltigung, Verkehrsunfälle oder Naturkatastrophen gefasst. Die Folgen eines kurz andauernden traumatischen Ereignisses sind meist klare, sehr lebendige Wiedererinnerungen. Häufig remittiert die Symptomatologie und die Therapieprognose ist gut. Menschen mit komplexen Traumatisierungen, wie wiederholte körperliche Misshandlungen oder sexueller Missbrauch, Kriegs- und Hafterfahrungen, haben hingegen eine erhöhte Dissoziationstendenz, häufig dysfunktionale Grundüberzeugungen, komplexe posttraumatische Störungen und eine schlechtere Therapieprognose.

Der Umgang mit dem traumatischen Ereignis wird auch davon beeinflusst, ob der Betroffene ein gut funktionierendes soziales Netzwerk hat, das ihm Entlastung und Rückhalt bieten kann, oder ob das Erlebte „alleine getragen" werden muss. Die Ressource Familie und Freunde kann als Stütze wichtiger Bestandteil der Psychoedukation sein. In diesem Fall können die Informationsblätter auch Angehörigen zur Wissensvermittlung und Aufklärung dienen.

Das Erleben eines traumatischen Ereignisses muss nicht immer zur Ausbildung einer psychischen Störung führen. Viele traumatisierte Menschen können das Erlebte ohne therapeutische Unterstützung verarbeiten und entwickeln keine posttraumatischen Störungen.

Betroffene, die auch Monate nach dem Ereignis noch an Symptomen des Wiedererlebens, der Übererregung und der Vermeidung leiden, haben häufig eine Posttraumatische Belastungsstörung (PTBS). Andere Traumafolgestörungen sind Depressionen, Angststörungen, somatische Beschwerden oder Dissoziationen. Aufgrund ihrer hohen Komorbidität mit PTBS werden diese Störungen in unserem Manual berücksichtigt.

Je nach erlebter Traumaart unterscheiden sich Betroffene in der Komplexität und Schwere ihrer Folgestörungen.

2 Grundlagen des Manuals

2.1 Aufbau

Das Manual „Psychoedukation bei posttraumatischen Störungen“ ist in einzelne Module aufgeteilt, in denen die verschiedenen posttraumatischen Störungen bzw. Symptome behandelt werden. Für einen Überblick über die einzelnen Themen verweisen wir auf den nächsten Abschnitt.

Jedes Modul wird in einem Informationsblatt zusammengefasst, das den Patienten am Ende der Sitzung mitgegeben wird. Zudem erhalten Patienten ein Übungsblatt mit einer Übung für die kommende Woche, mit deren Hilfe die besprochenen und erlernten Themen im Alltag vertieft werden sollen. Diese Materialien sind im Anschluss an jedes Modul zu finden und stehen unter www.schattauer.de/2934.html als PDFs zum Ausdrucken zur Verfügung.

Das Modul „Trauer – lassen Sie sich Zeit“ ist wie das Modul „Integration – wagen Sie Neues“ ein Zusatzmodul, das bei Bedarf eingesetzt werden kann. Weil die Arbeit mit traumatisierten Flüchtlingen besondere therapeutische Herausforderungen beinhaltet, wird das Modul „Integration – wagen Sie Neues“ zudem durch eine Einführung in die Rahmenbedingungen des interkulturellen Therapiesettings ergänzt.

In einzelnen Modulen wird empfohlen, Achtsamkeits- oder Entspannungsübungen durchzuführen, um dadurch das Erlernte tiefer zu erfahren. Eine Anleitung zur Durchführung der Übungen ist nicht in den Modulen, sondern im Anhang (ab S. 167) beschrieben.

Im Kapitel „Umgang mit dem Manual“ (S. 9) werden neben allgemeinen Hinweisen die Einsatzmöglichkeiten unseres Manuals sowie der Gebrauch im Einzel- und Gruppensetting beschrieben. Abschließend wird im Kapitel „Therapeutische Herausforderungen“ (S. 19) erläutert, wie von therapeutischer Seite auf mögliche Schwierigkeiten reagiert werden kann.

2.2 Themenüberblick

Nachfolgend werden die thematischen Inhalte der Module stichpunktartig zusammengefasst. Die vorgegebene Reihenfolge der Module ist dabei nur als Vorschlag zu verstehen. Es obliegt natürlich dem Therapeuten, Module abhängig von der Symptomatik der Patienten bzw. der Zusammensetzung der Teilnehmer auszuwählen oder auch wegzulassen.

Modul 1: Psychoedukation – ein erster Schritt auf dem Weg durch das Labyrinth

- Kennenlernen und Vorstellen der Gruppenstruktur
- Einführung Psychoedukation: Ziele und Grenzen
- Themen der Sitzungen
- Erwartungsklärung

Modul 2: Sie können verändern und dürfen entscheiden – gemeinsam sind wir stärker

- Die Gruppe als Ort der Bereicherung und Entlastung
- Klären der Grundvoraussetzungen: Veränderungswunsch, Eigenverantwortung, bewusstes Treffen von Entscheidungen

Modul 3: Trauma – auch tiefe Wunden können heilen

- Traumadefinition
- Analogie zur körperlichen Wunde
- Lockerungsübung

Modul 4: Posttraumatische Belastungsstörung I – eine normale Reaktion auf ein abnormes Ereignis

- Symptome der Posttraumatischen Belastungsstörung: Wiedererleben, Vermeidung, Übererregung (Erläuterung anhand verschiedener Übungen)
- Belastung durch Symptome
- Auswirkungen auf Alltag/Zusammenleben mit anderen

Modul 5: Posttraumatische Belastungsstörung II – nicht hilflos ausgeliefert

- Möglichkeiten des Umgangs mit Symptomen der Posttraumatischen Belastungsstörung
- Erfahrungsaustausch und Erarbeiten neuer Strategien
- Klärung der Erwartung eines Allheilmittels

Modul 6: Dissoziation – bleiben Sie im Hier und Jetzt

- Thematisieren dissoziativen Erlebens
- Gründe für Dissoziation
- Erarbeiten von Hilfsstrategien im Alltag

Modul 7: Vergessen – und Erinnerungshilfen

- Vergessen als normales Alltagsphänomen
- Gründe für belastende Formen
- Erarbeiten konkreter Erinnerungs- und Merkhilfen für den Alltag
- Achtsamkeitsübung

Modul 8: Schmerzen – und Entlastung

- Warn- und Schutzfunktion von Schmerzen
- Schmerzformen
- Zusammenhang psychisches Empfinden – körperliche Reaktionen
- Sammeln von Entlastungsstrategien
- Entspannungsübung

Modul 9: Depression – tauchen Sie wieder auf

- Körperübung zur Vermittlung des Zusammenhangs zwischen Gedanken, Gefühlen und Handlungen
- Erarbeiten einer Abwärtsspirale (bzgl. Beeinflussung von Gefühlen und Gedanken durch Verhalten)
- Erläutern der Aufwärtsspirale als Ausweg aus depressiver Symptomatik
- Bedeutung von Aktivitäten

Modul 10: Schlafstörungen – entspannen Sie sich

- Zusammenhang zwischen schlafbehindernden Gedanken, ungünstigen Schlafgewohnheiten, hoher Aktivierung und Schlafstörungen
- Schlaf-wach-Rhythmus
- Sammeln schlaffördernder Strategien
- Entspannungsübung

Modul 11: Angst – nur Mut

- Ebenen der Angst: körperliche, emotionale, kognitive und Verhaltensebene (Zusammenhangsdreieck)
- Warn- und Schutzfunktion von Angst
- Teufelskreis und Verlaufskurve der Angst
- Sammeln von Bewältigungsstrategien

Modul 12: Aggressionen – gehen Sie es an

- Formen und Ausdrücke von Aggressionen
- Damit einhergehende Probleme mit nahestehenden Menschen
- Thematisieren der Scham
- Gründe für aggressive Durchbrüche (Bestandteil der PTBS-Symptomatik)
- Möglichkeiten der Entschärfung (Kanalisation in alternative Handlungen)

Modul 13: Lassen Sie sich helfen, helfen Sie sich selbst

- Behandlungsmöglichkeiten (Psychotherapie, körpertherapeutische Ansätze, kreative Therapieverfahren, Medikamente)
- Selbstfürsorge und Möglichkeiten der Unterstützung (familiärer Bereich, Arbeit/Ausbildung, Wohnung, Finanzen, Gesundheit und medizinische Versorgung)

Modul 14: Das Leben zurückerobern

- Imaginäre Reise durch die vergangenen Wochen: bewusst werden und stärken neu entdeckter Ressourcen
- „Kofferpacken"
- „Wertschätz-Runde" mit positiver Rückmeldung für jeden einzelnen Teilnehmer

Modul 15: Abschlussfest

- Abschlussfest
- Rückblick auf die Gruppe

Zusatzmodul: Trauer – lassen Sie sich Zeit

- Erarbeiten der Trauerphasen
- Umstände, die die Trauerarbeit erschweren
- Merkmale einer komplizierten Trauer
- Erarbeiten hilfreicher Rituale im Trauerprozess
- Gehmeditation

Zusatzmodul: Integration – wagen Sie Neues

- Thematisieren der eigenen Wurzeln
- Leben als Ausländer in Deutschland: Erwartungen und Realität
- Erfahrungsaustausch und Wertschätzung des bisher Erreichten
- Betonung der aktiven Integration (u. a. Notwendigkeit, die deutsche Sprache zu lernen)

3 Umgang mit dem Manual

3.1 Allgemeine Hinweise

Ziel unseres Manuals ist es, Traumapatienten Wissen über die psychischen Folgen eines traumatischen Ereignisses zu vermitteln und ihnen dadurch zu ermöglichen, sich selbst besser einzuschätzen und einen besseren Umgang mit sich selbst zu erlangen. Darüber hinaus ist es uns ein Anliegen, traumatisierten Menschen bewusst zu machen, wer sie prätraumatisch waren und was ihre Ressourcen waren und sind, denn häufig stehen die negativen Erinnerungen im Vordergrund und verstellen den Blick auf das Positive und die eigenen Stärken im Leben. Wir sehen es daher als Grundhaltung im psychoedukativen Setting, den traumatisierten Patienten zu vermitteln, dass sie auf ihre Ressourcen zurückgreifen können. Besonders deutlich und direkt geschieht dies im Modul „Das Leben zurückerobern". Allerdings ergibt sich für den Therapeuten in jeder Stunde wiederholt die Gelegenheit, auf positive Seiten hinzuweisen und wertschätzende Rückmeldungen zu geben, wie z. B. nach der Wiederholung der letzten Sitzung durch einen Patienten oder nach der Ausführung der Übung.

Unser Ziel ist es, dass Patienten durch die Vermittlung von Sachkenntnissen und das Aufzeigen von Hilfsmöglichkeiten erneut lernen, über ihr Leben zu bestimmen und gestalterisch einzuwirken. Dabei spielt die Erfahrung der Kontrollmöglichkeit und der damit verbundenen Überwindung der Ohnmacht und des Leidens eine entscheidende Rolle. Vorbildhaft für den Umgang der Patienten mit sich selbst und anderen sollte der Therapeut eine respektvolle und wertschätzende Grundhaltung haben. Dies kann unter anderem mit Fragen danach, was Patienten tun können, damit sie sich besser fühlen, oder in welchen Situationen sie in der Vergangenheit ein selbstverständliches Vertrauen ins Leben verspürt haben, erreicht werden. Damit werden das Vertrauen in die eigene Person, ein positives Selbstwertgefühl sowie die Handlungsfähigkeit unterstützt und gestärkt.

3.2 Einsatzmöglichkeiten

Das Manual „Psychoedukation bei posttraumatischen Störungen" kann als Leitfaden in unterschiedlichen Institutionen und Bereichen eingesetzt werden. Einrichtungen, die von dem in der Praxis bewährten Aufbau profitieren können, sind

- psychiatrische und psychosomatische Kliniken und Tageskliniken,
- Beratungsstellen (z. B. für von Gewalt betroffene Frauen, für Opfer von Gewalt, für Flüchtlinge, Kriegs- und Folteropfer oder allgemein sozialpsychiatrische Dienste) sowie
- psychotherapeutische Praxen.

Das Manual richtet sich vorwiegend an therapeutisch arbeitende Kollegen, wie Psychologen, Ärzte und Sozialarbeiter, aber auch an andere im Traumabereich tätige Fachkräfte, wie Krankenschwestern oder Pfleger.

Die Psychoedukation kann als Baustein sowohl in der Einzeltherapie als auch im Gruppensetting mit traumatisierten Erwachsenen, die an einer Posttraumatischen Belastungsstörung leiden, Anwendung finden. Auch bei Berufsgruppen mit erhöhtem Traumarisiko, wie Feuerwehr, Polizei und Bundeswehr, ist das Manual gut anwendbar.

Neben dem Leitfaden-Charakter zur Durchführung einer Psychoedukation kann das Manual auch zur Wissens- und Kompetenzerweiterung eingesetzt werden. Für Fachkräfte, die erstmals mit Traumatisierten konfrontiert werden, bietet das Manual einen Einblick in die möglichen Traumafolgestörungen, deren Symptomatik und Möglichkeiten des Umgangs damit und somit mehr Sicherheit in der Arbeit mit Betroffenen.

Zielgruppe des Manuals

- Psychotherapeutisch Tätige

Einsatzmöglichkeiten des Manuals

- Leitfaden für die Arbeit mit Traumapatienten
- Zur Kompetenzerweiterung für Therapeuten, die erstmals mit Traumatisierten konfrontiert werden

3.3 Einzelsetting

Im psychotherapeutischen Einzelsetting mit traumatisierten Patienten empfehlen wir nach der diagnostischen Phase eine mehrstündige Psychoedukation, die die Basisbausteine „Trauma – auch tiefe Wunden können heilen", „Posttraumatische Belastungsstörung I – eine normale Reaktion auf ein abnormes Ereignis", „Posttraumatische Belastungsstörung II – nicht hilflos ausgeliefert", „Schlafstörungen – entspannen Sie sich", „Depression – tauchen Sie wieder auf" und „Angst – nur Mut" beinhalten sollte. Je nach Störungsbild des Patienten können als zusätzliche Module „Dissoziation – bleiben Sie im Hier und Jetzt", „Vergessen – und Erinnerungshilfen", „Schmerzen – und Entlastung", „Trauer – lassen Sie sich Zeit", „Aggressionen – gehen Sie es an" und „Integration – wagen Sie Neues" bearbeitet werden. Angepasst an die individuellen Bedürfnisse des Patienten kann der Therapeut Teile der Module kürzen und andere ausführlicher bearbeiten. Als hilfreiche Ergänzung zu den Therapiesitzungen können die Informations- und Übungsblätter eingesetzt werden, die am Ende jeder Sitzung dem Patienten mit nach Hause gegeben werden.

Im Folgenden geben wir einen exemplarischen Überblick über den Verlauf einer psychoedukativen Stunde im Einzelsetting:

- Begrüßung des Patienten
- Offene Fragen aus der letzten Sitzung und Besprechung der Übung
- Besprechung der Kernaussage der letzten Sitzung und mögliche Änderungen
- Überblick über das Thema der Stunde
- Themenblock
- Offene Fragen
- Kernaussage dieser Sitzung
- Übung für die kommende Woche (Übungsblatt) und Informationsblätter
- Verabschiedung

Zeitlich empfehlen wir, eine psychoedukative Einzelsitzung an den Zeitumfang einer Psychotherapiesitzung (in der Regel 50 Minuten) anzupassen.

Zur einfacheren und verständlicheren Darstellung werden die Module für den Einsatz im Gruppensetting beschrieben. Zur Anwendung der Psychoedukation im Einzelsetting bitten wir daher die Ausführungen entsprechend anzupassen.

3.4 Gruppensetting

Die Psychoedukation im Gruppensetting durchzuführen, bietet einige Vorteile gegenüber dem Einzelsetting: durch die Gruppe erfahren Patienten, dass auch andere Betroffene an gleichen Symptomen leiden und ähnliche Probleme im Alltag haben. Dadurch verlieren viele das Gefühl und die Angst, verrückt zu sein bzw. zu werden. Patienten haben zudem die Möglichkeit, voneinander zu lernen und somit mehr zu „Experten ihrer Erkrankung" zu werden. Eine weitere Chance des Gruppensettings liegt darin, dass Teilnehmer erleben, dass es möglich ist, gelassen und friedvoll miteinander umzugehen und damit weder die Opfer- noch die Täterposition einnehmen zu müssen. Das gemeinsame Arbeiten in einer Gruppe fördert somit auch die Übernahme von Selbstverantwortung.

Allerdings muss im Gegensatz zum Einzelsetting der rein psychoedukative Charakter der Gruppe von Anfang an deutlich vermittelt werden, um falschen Erwartungen vorzubeugen (siehe hierzu Modul 1 „Psychoedukation – ein erster Schritt auf dem Weg durch das Labyrinth", S. 29). Das Erzählen von traumatischen Erlebnissen sowie deren Aufarbeitung sind in einem psychoedukativen Gruppensetting nicht möglich.

Um die Dynamik einer Gruppe besser einschätzen zu können und um zu entscheiden, für wen eine psychoedukative Gruppe geeignet ist und welche Module behandelt werden sollten, ist es hilfreich, Vorgespräche mit Patienten zu führen. Dabei ist darauf zu achten, ob der Patient stabil genug ist, um an einer Gruppe teilzunehmen. Denn teilweise werden aufwühlende und für Betroffene schwere Themen besprochen, ohne dass eine therapeutische Nachbesprechung angeboten werden kann. Im Vorgespräch sollte daher geklärt werden, ob dem Patienten eine psychotherapeutische oder psychiatrische Versorgung zur Verfügung steht, die er im Notfall aufsuchen kann.

Das psychoedukative Gruppenangebot ist weniger geeignet für Patienten, denen es nicht oder nur sehr schwer möglich ist, dem Gruppenverlauf zu folgen: Patienten mit akuter Psychose, sehr starker Dissoziation oder akuter Suizidalität. Besonders im ambulanten Setting sollte die Gruppenzusammensetzung gut abgewogen werden.

Für eine psychoedukative Gruppe mit traumatisierten Patienten empfehlen wir eine Größe von 6–8 Teilnehmern, angeleitet von einem Therapeuten und unterstützt von einem Kotherapeuten. Je nach geschlechtlicher Zusammensetzung der Gruppe sollten auch Therapeut und Kotherapeut entsprechend gewählt werden.

Empfohlen werden eine wöchentliche Frequenz der Sitzungen sowie ein mit einem Stuhlkreis und einem Flipchart ausgestatteter Gruppenraum, der, wenn möglich, zudem Platz für Lockerungsübungen am Ende der Sitzungen bietet.

Überblick zum Aufbau einer psychoedukativen Gruppensitzung (für alle Sitzungen gültig):

- Begrüßung der Teilnehmer
- Blitzlichtrunde mit „Wort weitergeben"
- Überblick über den Inhalt der Stunde
- Wiederholung der Kernaussage der letzten Sitzung durch einen Teilnehmer
- Besprechung der Übung für die letzte Woche (offene Fragen aus der letzten Sitzung, Anmerkungen zum Informations- oder Übungsblatt)
- Themenblock
- Offene Fragen
- Kernaussage
- Übung für die kommende Woche (Übungsblatt) und Informationsblätter
- Evtl. Achtsamkeits- oder Entspannungsübung
- Abschlussblitzlicht mit „Wort weitergeben"
- Evtl. Lockerungsübung

Für eine psychoedukative Gruppensitzung empfehlen wir eine Dauer von 1,5–2 Stunden. Um die Konzentrations- und Aufmerksamkeitsleistung zu gewährleisten, kann eine zehnminütige Pause hilfreich sein.

Im stationären Setting ist die Dauer von Gruppenangeboten häufig auf eine Stunde begrenzt. In diesen Fällen empfehlen wir, die Module zu splitten. Sinnvoll erscheint folgende Aufteilung: In einer Sitzung Erarbeiten der Beschwerden im Alltag, Erläuterung der Entstehung/Modelle/Kreisläufe etc.; in der nächsten Sitzung Umgang mit Symptomen im Alltag. Unsere Erfahrung hat gezeigt, dass auch bei einem Umfang von 2 Stunden nicht alle Module in einer Sitzung zu bearbeiten sind. Wenn seitens der Teilnehmer Bedarf besteht, sollte sich der Therapeut die Freiheit nehmen, Module auch über zwei Sitzungen zu behandeln oder umgekehrt auch Passagen zu kürzen.

Im Folgenden geben wir einen detaillierten Ablauf der Sitzungen, der – wie auch die einzelnen Module – nach dem folgenden Prinzip aufgebaut ist: In der linken Spalte, dem „Inhalt der Sitzung", werden die Instruktionen und Fragen an die Gruppenteilnehmer wörtlich wiedergegeben. Der entsprechende Text ist mit diesen Symbolen gekennzeichnet: T (Instruktionen) und T (Fragen). Dabei handelt es sich um Anregungen, wie der Inhalt vermittelt werden kann. Es obliegt natürlich dem Therapeuten, die Vorlagen nach eigenen Vorstellungen zu verändern. In der rechten Spalte, den „Anmerkungen für den Therapeuten", finden Therapeuten organisatorische, formale und teilweise auch themenbezogene Hinweise, die die Durchführung der Gruppensitzung erleichtern sollen.

Inhalt der Sitzung	Anmerkungen für den Therapeuten
Begrüßung der Teilnehmer **T** Wir möchten Sie herzlich zu unserer heutigen psychoedukativen Gruppe begrüßen. Es ist schön und wir freuen uns, dass Sie gekommen sind.	
(Falls Teilnehmer abgesagt haben, sollte dies auch an die Runde weitergegeben werden: **T** Frau/Herr … kann heute [wegen …] leider nicht teilnehmen, sie/er lässt sich entschuldigen und wird das nächste Mal wieder dabei sein.)	Um die Transparenz in der Gruppe offen zu gestalten, wird empfohlen, fehlende Teilnehmer kurz zu erwähnen.
Blitzlichtrunde mit „Wort weitergeben" **T** Wie immer beginnen wir die Sitzung mit einer Blitzlichtrunde, in der jeder von Ihnen bitte kurz schildert, wie es ihm aktuell geht. Bitte achten Sie darauf, das Blitzlicht relativ kurz zu halten und wenn Sie fertig sind, das Wort an einen anderen Teilnehmer weiterzugeben. Am Ende der Runde bedankt sich der Therapeut bei den Teilnehmern für ihre Ausführungen.	Die Blitzlichtrunde gibt neben den Teilnehmern auch den Therapeuten die Gelegenheit, die aktuelle Stimmungslage der Teilnehmer sowie die für sie wichtigen Themen zu erfahren, die evtl. in den Ablauf integriert oder schwerpunktmäßig behandelt werden können. Diese Runde sollte möglichst kurz gehalten und auf ca. 1 Minute pro Teilnehmer begrenzt werden. Dabei ist wichtig, das Gesagte zu registrieren und wenn möglich mit dem aktuellen Thema zu verbinden.

Inhalt der Sitzung	Anmerkungen für den Therapeuten
Wiederholung der letzten Sitzung durch einen Teilnehmer T Frau/Herr …, Sie haben sich in der letzten Sitzung dankenswerterweise für die Wiederholung gemeldet. Wir freuen uns daher, heute von Ihnen zu hören, was Sie für sich aus der letzten Sitzung mitgenommen haben.	Am Ende einer Sitzung erklärt sich ein Teilnehmer bereit, in der nächsten Sitzung die Aufgabe der Wiederholung zu übernehmen. Wichtig ist dabei, den Teilnehmern deutlich zu machen, dass es dabei nicht darum geht, die letzte Sitzung möglichst genau zu wiederholen, sondern welche Aspekte und Schwerpunkte der letzten Stunde dem betreffenden Teilnehmer persönlich wichtig waren und daher im Gedächtnis blieben. Der Therapeut achtet zudem darauf, dass die übrigen Teilnehmer keine Kommentare abgeben, sondern aufmerksam zuhören; Ziel ist es, eine angenehme Atmosphäre zu schaffen, in der die Teilnehmer ohne Angst ihr Wissen wiedergeben.
T Vielen Dank, Frau/Herr …, für Ihren Mut, vor der Gruppe zu sprechen, und Ihre anschauliche und hilfreiche Zusammenfassung der letzten Sitzung.	Der Therapeut bestärkt den „Referenten“ positiv und bedankt sich für den Mut, vor der Gruppe zu sprechen, und für die Zusammenfassung der letzten Sitzung.
Besprechung der Übung T Frau/Herr … hat uns gerade eine sehr gute Zusammenfassung der letzten Sitzung gegeben. Die Übung der letzten Woche war, die Infomaterialien durchzulesen und … (je nach gegebener Hausaufgabe einfügen). Welche Erfahrungen haben Sie damit gemacht? Auch hier möchte ich Sie bitten, nach Ihren Ausführungen jeweils das Wort an einen anderen Teilnehmer weiterzugeben.	Falls es Unsicherheiten bei der Bearbeitung bzw. Durchführung der Übung gab, kann der Therapeut klärend eingreifen.

Inhalt der Sitzung	Anmerkungen für den Therapeuten
Wenn nur ein Teilnehmer ausgewählt wird, seine Übung vorzustellen: **T** Frau/Herr … hat uns gerade eine sehr gute Zusammenfassung der letzten Sitzung gegeben. Die Übung der letzten Woche war, die Infomaterialien durchzulesen und … (je nach gegebener Aufgabe einfügen). Da der Schwerpunkt unserer Gruppensitzung die Besprechung eines bestimmten Themas ist, ist es zeitlich leider nicht machbar, dass jeder von Ihnen seine Erfahrungen mit dem Thema in der letzten Sitzung und der Aufgabe berichtet. Daher möchte ich Sie bitten, dass einer von Ihnen exemplarisch von seinen Erfahrungen mit der Übung berichtet. Wer von Ihnen möchte das in dieser Sitzung machen? Der Therapeut bedankt sich für die Ausführungen. **T** Vielen Dank, Frau/Herr …, dass Sie uns von Ihren Erfahrungen aus der letzten Woche und wie es Ihnen bei der Bearbeitung der Übung ergangen ist, berichtet haben.	Da die Zeit begrenzt ist, kann der Therapeut entscheiden, einen Teilnehmer exemplarisch von seiner Übung berichten zu lassen. Dabei sollte darauf geachtet werden, dass im Laufe der Sitzungen alle Teilnehmer mindestens zwei Mal ihre Übungserfahrungen schildern.
Überblick über den Inhalt der Stunde	
T Im Folgenden möchte ich Ihnen gerne einen Überblick über das Thema der Stunde geben: Wir werden heute über … (Titel der Sitzung nennen) sprechen. Je nach Thema der Sitzung kann der Therapeut die Schwerpunkte des zu behandelnden Themas nennen, z. B. beim Thema „Schlafstörungen“: **T** Dabei soll es vor allem um das Erkennen von schlafhindernden Verhaltensweisen und Möglichkeiten der Veränderung gehen.	
Einstieg in den Themenkomplex	

Inhalt der Sitzung	Anmerkungen für den Therapeuten
Offene Fragen T Gibt es offene Fragen zu diesem Thema, die wir im Laufe der Sitzung noch nicht beantwortet haben?	In der ersten Stunde sammelt der Therapeut grundsätzliche Fragen der Teilnehmer auf dem Flipchart, auf die bei Bedarf in den folgenden Sitzungen eingegangen werden kann. Es sollte daher darauf geachtet werden, ob es – neben den aktuellen Fragen der Teilnehmer – auch offene themenbezogene Fragen aus der ersten Stunde gibt, die zu klären sind. An dieser Stelle sollte der Therapeut diese Fragen der Teilnehmer beantworten bzw. sie an die Teilnehmer weitergeben.
Kernaussage	Der Therapeut versucht gemeinsam mit den Teilnehmern die wichtigsten Aspekte dieser Sitzung zusammenzufassen. Was empfanden die Teilnehmer am wichtigsten, was haben sie behalten? Hierbei kann es durchaus möglich sein, dass Teilnehmer unterschiedliche Punkte als für sich am wichtigsten empfinden – diese Vielfalt ist vom Therapeuten zu begrüßen. Er sollte die Teilnehmer darin stärken und unterstützen, individuelle Aspekte bzw. Kernaussagen zu nennen.

Inhalt der Sitzung	Anmerkungen für den Therapeuten
T Was nehmen Sie aus dieser Sitzung mit nach Hause?	Am Ende jeder Sitzung stellt der Therapeut den Teilnehmern diese Frage – sie ermöglicht dem Therapeuten herauszufinden, was den Teilnehmern am wichtigsten erschien. Für die Teilnehmer ist es eine Möglichkeit, die Stunde rückblickend zu betrachten. Dadurch kann eine erhöhte Wirksamkeit erzielt werden.
Übung für die kommende Woche (Übungsblätter) und Verteilen der Infomaterialien T Ich gebe Ihnen nun noch die Informationsblätter der heutigen Sitzung mit nach Hause. Damit können Sie das Thema noch einmal wiederholen. Zudem bitte ich Sie, die Übung … (je nach gegebener Aufgabe einfügen) bis zur nächsten Sitzung zu machen. Zur Erinnerung und damit Sie Ihre Erfahrungen, die Sie mithilfe der Übung gemacht haben, aufschreiben können, erhalten Sie zudem ein Übungsblatt. Auf diesem ist die Übung für die kommende Woche aufgeschrieben und Sie finden darauf Platz für Ihre persönlichen Anmerkungen.	Der Therapeut sollte sich am Ende der Sitzung ausreichend Zeit nehmen, um den Teilnehmern die Übung für die kommende Woche genau zu erläutern und mögliche Unklarheiten zu besprechen. Die Info- und Übungsblätter für die jeweilige Sitzung werden abschließend ausgeteilt.
Abschlussblitzlicht mit „Wort weitergeben" T Zum Abschluss wollen wir noch einmal eine Blitzlichtrunde machen, in der Sie bitte kurz Ihre aktuelle Befindlichkeit mitteilen und mit welcher Stimmung Sie nach Hause gehen. Geben Sie nach Ihren Ausführungen bitte das Wort an einen anderen Teilnehmer weiter.	Der Therapeut sollte darauf achten, dass die Teilnehmer beim Abschlussblitzlicht die zeitliche Begrenzung einhalten und das „Wort weitergeben".

4 Therapeutische Herausforderungen

Die Arbeit mit traumatisierten Patienten ist mit therapeutischen Herausforderungen verbunden.

Im Folgenden erläutern wir daher häufig auftretende formale (v.a. auf das Gruppensetting bezogene) und inhaltliche Herausforderungen und wie Therapeuten darauf reagieren können. Zudem werden Notfälle geschildert, die bei Traumapatienten eine Rolle spielen können. Auch dabei werden Möglichkeiten vorgeschlagen, wie sich Therapeuten verhalten können.

Aussagen der Patienten sind mit dem Symbol **P** gekennzeichnet.

4.1 Formale Herausforderungen

Einhalten der begrenzten Zeit in der Blitzlichtrunde

Häufig ist es für den Therapeuten schwierig, die Aussagen der Teilnehmer in der Blitzlichtrunde zeitlich zu begrenzen. Dies ist jedoch wichtig, da jede Überschreitung auf Kosten des Hauptteils der Sitzung geht. Schwerpunkt der Gruppe ist nicht eine therapeutische Intervention, sondern ein psychoedukatives, d.h. wissenserweiterndes Setting zu schaffen – für den Therapeuten kann es hilfreich sein, sich dies immer wieder neu ins Gedächtnis zu rufen.

Um die zeitliche Begrenzung einzuhalten, können die folgenden Punkte hilfreich sein.

Tipps

- Ab der ersten Sitzung zeitliche Begrenzung fest installieren
- Auf Interpretationen, Reflexionen und Rückfragen in der Blitzlichtrunde wenn möglich verzichten
- Die Teilnehmer bei Bedarf freundlich an die zeitliche Begrenzung erinnern

Geste „Wort weitergeben" wird nicht eingehalten

Das „Wort weitergeben" wird gerade anfangs von den Teilnehmern nicht konsequent umgesetzt. Dieses verbindende und strukturierende Element ist eine hilfreiche Unterstützung für den Gruppenprozess.

Um das „Wort weitergeben" einzuhalten, können die folgenden Punkte hilfreich sein.

Tipps

- Einen Ball zur Aufmerksamkeitsfokussierung einsetzen
- Die Patienten freundlich auffordern, die Geste einzuhalten

Keine Meldung, die Wiederholung der letzten Sitzung zu übernehmen

Die Wiederholung der letzten Sitzung durch einen Teilnehmer ist zum einen für den Therapeuten eine wichtige Rückmeldung bezüglich der Effizienz der Gruppe. Zum anderen bietet diese Aufgabe den Teilnehmern die Möglichkeit, kleine Erfolge zu erfahren und voneinander zu lernen.

Um die Teilnehmer zur Wiederholung der letzten Sitzung zu aktivieren, können die folgenden Punkte hilfreich sein.

Tipps

- Entlastung/Erleichterung durch gemeinsame Übernahme der Aufgabe im Team
- Bei der Wiederholung wird keine inhaltlich perfekte Wiedergabe der letzten Sitzung erwartet, die Teilnehmer werden eingeladen wiederzugeben, was für sie wichtig war
- Rückmelden, dass die Teilnehmer bei dieser Aufgabe nichts falsch machen können
- Mögliche Hemmungen ansprechen und was zur Erleichterung beitragen könnte
- Persönliches Ansprechen der Teilnehmer

Aufgabe „Wiederholung der letzten Stunde" bereitet Schwierigkeiten

Das Wiederholen durch die Gruppenteilnehmer ermöglicht ihnen, die positive Erfahrung der Selbstverantwortung zu machen.

Um die Teilnehmer bei der Wiederholung der letzten Sitzung zu unterstützen, können die folgenden Punkte hilfreich sein.

Tipps

- Andere Gruppenteilnehmer unterstützend einbeziehen
- Informationsblätter und Flipchartaufzeichnungen hinzuziehen
- Unterstützung durch die Therapeuten

Übungen werden nicht ausgeführt

Das Ausführen der Übungen ist ein wichtiger Beitrag, um das Erlernte im Alltagsleben umzusetzen. Regelmäßiges Üben erhöht die Wirksamkeit.

Um die Teilnehmer zur Durchführung der Übungen zu motivieren, können die folgenden Punkte hilfreich sein.

Tipps

- Die Teilnehmer beständig daran erinnern, dass die Ausführungen der Übungen im Alltag entscheidend zum Fortschritt beitragen
- Nachfragen, was Schwierigkeiten bei der Ausführung bereitet hat (Verständnisschwierigkeiten, Hemmungen, Ängste, bestehende Befürchtungen, Schamgefühle, Bagatellisieren, Abwertung und Entwertung)

4.2 Inhaltliche Herausforderungen

Schildern von traumatischen Erfahrungen im Gruppensetting

P Ich denke manchmal, ich werde verrückt. Plötzlich, wie aus dem Nichts, tauchen sie auf – die Bilder von der Straße im Dunkeln: wie ich alleine von der Bushaltestelle nach Hause gehe und da sind Schritte hinter mir …

Tipps

- Teilnehmer freundlich, aber bestimmt darauf hinweisen, dass traumatische Erlebnisse nicht in der psychoedukativen Gruppe aufgearbeitet werden können
- Betonen, dass es zum persönlichen Schutz notwendig ist, eigene traumatische Erlebnisse in einem geschützten, therapeutischen Kontext zu schildern
- Rückmelden, dass das Schildern von traumatischen Erfahrungen auch bei den anderen Gruppenteilnehmern Erinnerungen an das eigene erlebte Trauma auslösen kann

T Ich kann mir vorstellen, wie sehr Sie noch heute darunter leiden. Zudem kann ich Ihr Bedürfnis verstehen, darüber sprechen zu wollen, um dadurch ein Stück Entlastung zu bekommen. Um Sie selbst und auch die anderen Gruppenteilnehmer zu schützen, muss ich Ihnen jedoch leider sagen, dass die psychoedukative Gruppe dafür nicht den nötigen Raum und Rahmen bieten kann, da wir hier nicht die Möglichkeit haben, Ihre Erlebnisse intensiv zu bearbeiten.

Erlebte Kluft zwischen Patient und Therapeut

P Sie können uns nicht verstehen und helfen, da Sie nicht erlebt haben, was wir erlebt haben. Die Hilfestellungen, die Sie uns anbieten, wiegen noch nicht einmal ein Gramm im Vergleich zu den zehn Kilogramm Schmerz in unserem Herzen.

Tipps

- Kritik/Einwände ernst nehmen
- Wertschätzende Rückmeldung
- Hinweis, dass die Gruppe ein Angebot ist, das möglicherweise hilfreich sein kann

T Sie haben natürlich recht, dass diese Strategien kein Allheilmittel sind oder eine Lösung für alle Ihre Probleme darstellen. Zudem kann ich mir vorstellen, dass es Sie sicherlich sehr viel Überwindung kostet, gerade wenn es Ihnen so schlecht geht, sich dennoch aufzuraffen, das Haus zu verlassen, spazieren zu gehen. Und wie Sie auch schon selbst gesagt haben, habe ich nicht Ihre Erfahrungen gemacht. Ich kann Ihnen aber sagen, was anderen Menschen, die Ähnliches wie Sie erlebt haben, geholfen hat. Es ist sehr wichtig, diese kleinen Schritte zu gehen. Es sind kleine Schritte, doch sie können helfen, den Alltag zu bestehen, und langfristig zu einem erträglicheren Leben beitragen!

Emotionale Belastung der Teilnehmer

P Mir geht es schlechter als zu Beginn der Sitzung. Ich finde dieses Thema sehr belastend, mir zittern die Knie und meine Hände sind verschwitzt. Am liebsten würde ich jetzt rausgehen, ich habe das Gefühl, ich halte das nicht mehr länger aus …

Tipps

- Empathisches Ansprechen
- Anbieten, über die Gefühle zu sprechen
- Unterstützungsangebote machen
- Falls die Gruppensituation für Patienten nicht auszuhalten ist – verlassen der Gruppe alleine oder in Begleitung des Kotherapeuten
- Bei Angstanfällen: wenn es die Situation zulässt, beispielhaftes Anwenden von Angstbewältigungsstrategien in der Gruppe (lobende und verstärkende Rückmeldung)

T Dieses Thema ist anscheinend sehr aufwühlend für Sie. Ich kann gut verstehen, dass Sie gerne die Situation verlassen würden, wenn es so belastend für Sie ist. Ich möchte Sie jedoch bitten, wenn es für Sie möglich ist, in der Gruppe zu bleiben. Gibt es etwas, was wir als Gruppe für Sie tun können? Möchten Sie vielleicht ein Glas Wasser trinken?

Schweigen der Teilnehmer

Tipps

- Schweigen zulassen
- Thematisieren des Schweigens, Ergründen der Ursachen durch Nachfrage (Verständnisschwierigkeiten, Ängste, Scham, Unsicherheit, Bloßstellen …)
- Auf Ängste eingehen (gegebenenfalls kleines Rollenspiel)
- An gemeinsame Verantwortung des Gruppenverlaufs appellieren (Beteiligung an Mitgestaltung)

T Das Schweigen schien mir sehr aktiv zu sein. Ich hatte den Eindruck, dass Sie das Thema sehr bewegt. Wer möchte beginnen und berichten, wie es ihm beim Schweigen ergangen ist? Ich kann mir vorstellen, dass es Ihnen bei diesem Thema schwerfällt, darüber zu reden. Vielleicht haben Sie Ängste, dass man Sie verurteilen könnte, wenn Sie hier offen (über Ihre Reizbarkeit und Wutausbrüche) sprechen würden. Möglicherweise sind Sie beschämt, dass es Ihnen im Alltag nicht immer möglich ist, Ihre Gefühle im Zaum zu halten …

Dies könnte für Sie eine Chance sein. Der offene Austausch über so belastende Themen, die häufig auch mit Schuldgefühlen in Verbindung stehen, kann befreiend und entlastend sein.

Scham

P Was sollen mir solche Übungen bringen? Das ist doch albern!

Tipps

- Ursache (geschlechtsspezifisch, kulturell bedingt, erfahrungsbedingt …) ergründen, kein direktes Ansprechen der persönlichen Schamproblematik in der Gruppe
- Rücksichtsvoll und verständnisvoll mit Schamreaktionen umgehen
- Offenen Austausch in der Gruppe fördern (z. B. bei den Themen Aggression, Dissoziation, Vergessen)
- Klare Position des Therapeuten, z. B. bzgl. Übungen (therapeutische Ausrichtungen unterscheiden sich; bei der Durchführung einer Übung in der Gruppe ist es entscheidend, dass der Therapeut authentisch ist)
- Evtl. Weglassen von Übungen (zu schambesetzt, fehlende Identifikation des Therapeuten)

T Ich kann mir vorstellen, dass Ihnen diese Übungen zunächst albern erscheinen. Warum ich sie für therapeutisch sinnvoll halte, ergibt sich erst im Tun. Die meisten Übungen hier können, wenn sie regelmäßig durchgeführt werden, eine deutliche Minderung Ihrer Beschwerden zur Folge haben … Dies ist eine Gelegenheit, neue Erfahrungen zu machen, Sie schulen damit Ihre Aufmerksamkeit bezüglich Ihres Körpers, des Verstandes und der Gefühle.

Hoffnungslosigkeit und Ohnmachtsempfinden (negative Glaubenssätze)

P Mir kann niemand helfen!/Was Sie uns erzählen, hilft uns sowieso nicht!

Tipps

- Leid anerkennen
- Darauf hinweisen, dass therapeutisches Zusammenarbeiten eine Übernahme von Selbstverpflichtung auf beiden Seiten erfordert
- Eigene Hilf- und Ratlosigkeit spiegeln
- Zutrauen vermitteln
- Auf den Weg der kleinen Schritte hinweisen
- Gruppe als begleitende Unterstützung und Chance für neue Erfahrungen anbieten

T Es muss sehr anstrengend für Sie sein, wenn Sie das Gefühl haben, dass Ihnen bisher niemand helfen konnte. Auch ich kann Ihnen diesbezüglich kein Versprechen geben, dass das, was bisher nicht geklappt hat, nun gelöst werden kann. Ich biete Ihnen im Rahmen der Gruppe für eine begrenzte Zeit meine Unterstützung und Hilfe an. Ich werde mein Bestes geben, Ihnen Wissen zu Ihrer Symptomatik und den Problemen, unter denen Sie leiden, zu vermitteln. Aber dazu brauche ich auch Sie. Zu einem Arbeitsverhältnis gehören immer zwei Vertragspartner. Wenn Sie mir, der Gruppe und vor allem sich selbst eine Chance geben, dass sich etwas verändern darf, gibt es auch eine Chance, dass Ihnen das gelingen wird.

4.3 Notfälle

Akute Suizidalität

Im Laufe des Gruppenprozesses ist es möglich, dass es zu einer Verschlechterung des psychischen Befindens kommt. Es können z. B. Symptome einer schweren Depression oder gar Suizidalität auftreten.

Tipps

- Mit dem Teilnehmer absprechen, inwieweit stationäre Aufnahme sinnvoll ist
- Schon bestehende therapeutische Hilfesysteme einbeziehen

T Vielleicht denken Sie, dass es Ihnen durch unsere Themen und das Sprechen darüber nicht besser, sondern sogar schlechter geht als zuvor. Diese Entwicklung ist zuerst einmal ganz normal. Häufig ist es so, dass es bei der Auseinandersetzung mit traumatischen Erlebnissen zuerst zu einer Verschlechterung bzw. Verschlimmerung der Symptome und des psychischen Befindens kommt. Im Grunde ist das sogar ein Anzeichen dafür, dass die Bearbeitung des Erlebten in vollem Gange ist. Wenn die zeitweise Verschlechterung jedoch solche Ausmaße annimmt, dass Sie Gedanken haben, sich das Leben zu nehmen, und diese sich immer mehr aufdrängen, dann ist es wichtig und dringend notwendig, dass Sie zusätzliche Hilfe in Anspruch nehmen. Viele Betroffene schrecken davor zurück, sich in einer Klinik Unterstützung zu holen. Bei einer schweren körperlichen Erkrankung würden nur sehr wenige Menschen darauf verzichten, sich stationär behandeln zu lassen. Intensive Gedanken daran, sich etwas anzutun, sind Anzeichen einer schweren seelischen Erkrankung und Betroffene sollten sich auch bei diesen Erkrankungen die beste Hilfe und Unterstützung holen …

Intrusionen und Flashbacks

Wenn ein Teilnehmer droht, in eine Intrusion zu geraten, kann das auch eine Gefahr für die übrigen Gruppenteilnehmer darstellen.

Tipps

- Sofortige Interventionen
- Direkte Ansprache
- Aufmerksamkeit auf sensorische Reize richten und dabei Handlungen verbalisieren (z. B. Kontakt der Füße zum Boden, Wasser trinken)
- Zeitliche und örtliche Verankerung im Hier und Jetzt

T Herr X, schauen Sie mich bitte an! … Schauen Sie mir in die Augen. ... Setzen Sie sich bitte aufrecht auf Ihren Stuhl und stellen Sie die Füße fest auf den Boden. ... Trinken Sie einen Schluck Wasser (dafür sollte ein Glas Wasser für die Teilnehmer bereit stehen). … Können Sie mir/uns erzählen, was Sie sehen, wenn Sie aus dem Fenster schauen? … Was genau? Wie ist die Farbe/Form/ …

Ich habe den Eindruck, dass Sie gerade mit Ihren Gedanken stark abgedriftet sind und nicht mehr bei uns in der Gruppe waren. Wir werden noch über dieses Phänomen sprechen, da es nicht unüblich ist bei Menschen, die schreckliche Erlebnisse hatten. Sowohl für Sie als Betroffenen als auch für die übrigen Teilnehmer hat dieses Phänomen oft etwas Beängstigendes, da es scheint, dass man keine Kontrolle mehr hat. Wir werden uns eine ganze Sitzung dafür Zeit nehmen, darüber zu sprechen, wie dieses Abdriften zustandekommt, und welche Strategien es gibt, die Ihnen im Alltag helfen können nicht wegzudriften bzw. sich schnell zurückzuholen.

Falls das Thema „Dissoziation“ bereits besprochen wurde, kann darauf noch einmal kurz verwiesen werden und das Phänomen als solches benannt werden.

Das Manual

Psychoedukation – ein erster Schritt auf dem Weg durch das Labyrinth

Modul 1

Die erste Gruppensitzung unterscheidet sich von den nachfolgenden vor allem dadurch, dass der formale Ablauf der Sitzungen sowie feste Elemente (wie Blitzlichtrunde mit „Wort weitergeben", Wiederholen der letzten Sitzung oder Kernaussage) ausführlich erläutert und erklärt werden sollten. Dadurch ist die erste Sitzung hauptsächlich durch Informationen vonseiten des Therapeuten geprägt und hat, im Vergleich zu den übrigen Sitzungen, wenige interaktive Bestandteile.

Es ist sinnvoll, **weißes Klebeband** und **Stifte** für Namensschilder sowie **Schnellhefter** für das Abheften der Info- und Übungsblätter mitzubringen.

Vor Beginn der Stunde werden alle Teilnehmer gebeten, ihren Namen auf Klebeband zu schreiben. Dieses wird gut sichtbar am Hemd/Pulli befestigt. Auch die Therapeuten schreiben sich ein Namensschild. Bei der Arbeit mit Dolmetschern werden auch die Dolmetscher gebeten, ihren Namen aufzuschreiben.

Inhalt der Sitzung	**Anmerkungen für den Therapeuten**
Begrüßung der Teilnehmer **T** Wir begrüßen Sie alle zu unserer ersten gemeinsamen psychoedukativen Gruppensitzung. Wir freuen uns sehr, dass Sie heute hier sind und wir in den folgenden Wochen miteinander arbeiten werden. Es ist gut, dass Sie mithilfe der Gruppe mehr über die Folgen des von Ihnen Erlebten, Ihre Symptome und wie Sie im Alltag damit umgehen können, erfahren möchten. Ich heiße …, ich bin Psychologe/in, Arzt/Ärztin … und Leiter/in dieser Gruppe. (Der Kotherapeut stellt sich vor:) Ich heiße…, ich bin Psychologe/in, Arzt/Ärztin … und Kotherapeut/in dieser Gruppe.	Vorstellung

Inhalt der Sitzung	Anmerkungen für den Therapeuten
Blitzlicht mit Vorstellungsrunde T Wir werden jede Sitzung mit einer Blitzlichtrunde beginnen. Das bedeutet, dass Sie kurz in zwei bis drei Sätzen sagen, wie es Ihnen geht.	Einführung Blitzlicht Achten Sie auf die zeitliche Begrenzung.
Da wir uns in den einzelnen Sitzungen v. a. auf die Themenschwerpunkte konzentrieren möchten, ist es wichtig, die Blitzlichtrunde zeitlich zu begrenzen, als Richtwert nehmen wir eine Minute pro Teilnehmer.	Erklären Sie wenn nötig auch während der Blitzlichtrunde noch einmal das Prinzip: in wenigen Sätzen kann jeder Teilnehmer seine aktuelle Befindlichkeit nennen.
Wenn Sie mit Ihrem Blitzlicht fertig sind, möchte ich Sie bitten, dass Sie danach das „Wort weitergeben", indem Sie den Namen eines anderen Teilnehmers nennen und diesen anschauen. Da es heute unsere erste gemeinsame Sitzung ist, wäre es schön, wenn wir uns gegenseitig ein wenig kennenlernen und Sie daher heute auch einige Worte zu Ihrer Person sagen würden, d. h. Ihren Namen nennen und z. B. wie alt Sie sind oder ob Sie Familie haben. Ich schlage vor, da es heute unsere erste gemeinsame Sitzung ist, dass wir (Therapeut und Kotherapeut) mit der Blitzlichtrunde beginnen …	
Geste „**Wort weitergeben**" wird eingeführt: Dabei nennt der Therapeut seinen Namen und gibt das Wort an den Kotherapeuten weiter, indem er ihn ansieht, seinen Namen ausspricht und mit einer offenen Handbewegung in Richtung des Kotherapeuten weist; der Kotherapeut übernimmt diese Geste und gibt, nachdem er sich vorgestellt hat, so das Wort an einen der Teilnehmer weiter. T Ich danke Ihnen für Ihre Ausführungen und Ihre Offenheit, in dieser für Sie alle ja noch sehr neuen Gruppe zu sprechen.	Unterstützen Sie das „Wort weitergeben". Erinnern Sie die Teilnehmer nach dem Blitzlicht daran. Dies ist eine gute Möglichkeit, in Kontakt zu treten sowie die Namen der übrigen Teilnehmer zu lernen. Hilfreich kann es sein, die Geste mit einem kleinen Ballspiel zu verknüpfen – dabei werfen die Teilnehmer, indem sie den Namen eines anderen Teilnehmers nennen, diesem den Ball zu – damit wird gewährleistet, dass die Teilnehmer untereinander Blickkontakt halten.

Inhalt der Sitzung	Anmerkungen für den Therapeuten
Überblick über den Inhalt der Stunde	Allgemeiner Ablauf der Sitzungen

Der Therapeut erklärt den Teilnehmern, dass sich alle Stunden in ihrem strukturellen Ablauf gleichen.

T Ich möchte Ihnen nun erklären, wie alle Sitzungen ablaufen werden. Die Struktur ist dabei immer die gleiche, während sich die Themen in jeder Stunde ändern.

Wir beginnen jede Sitzung mit einem Blitzlicht und dem „Wort weitergeben“, so wie heute. Es folgt die Zusammenfassung der letzten Stunde. Es wäre sehr schön, wenn dies immer jemand von Ihnen übernehmen würde. Dabei geht es nicht darum, den Inhalt der letzten Sitzung möglichst detailliert und genau wiederzugeben, sondern die für Sie persönlich wichtigsten Aspekte aus der letzten Sitzung noch einmal aufzugreifen und vorzustellen.

Im Anschluss besprechen wir die Aufgaben, die Sie am Ende einer jeden Sitzung zusammen mit Informationsblättern, die das Thema der Sitzung zusammenfassen, bekommen.

Den Hauptteil widmen wir einem bestimmten Thema. Die einzelnen Themen werden wir später auch noch erläutern. Anschließend wird es Zeit für noch offene Fragen geben. Am Ende werde ich die wichtigsten Aspekte der Stunde wiederholen und in einer Kernaussage zusammenfassen. Wir beschließen die Stunde mit einem Abschlussblitzlicht mit „Wort weitergeben“.

Inhalt der Sitzung	Anmerkungen für den Therapeuten
T Heute werden wir folgende Punkte besprechen: • Gruppenregeln • Was ist die psychoedukative Gruppe? • Was sind die psychoedukativen Ziele? • Themen • Erwartungen an die psychoedukative Gruppe • Sammeln von Fragen • Kurze Wiederholung • Aufgaben und Verteilen von Infomaterialien • Abschlussblitzlicht Da heute unsere erste gemeinsame Sitzung ist, werde ich sehr viel sprechen und Ihnen etwas über den Ablauf und die Organisation erzählen. Das wird in den folgenden Sitzungen nicht mehr so einseitig sein. Ich würde mir wünschen, dass Sie dann aktiv mitarbeiten und wir die Themen gemeinsam erarbeiten. **T** Haben Sie dazu Fragen?	Themen der 1. Sitzung
Gruppenregeln **T** Ich werde Ihnen nun die Regeln für unsere Gruppe vorstellen. Damit sich in der Gruppe alle wohlfühlen und wir gut miteinander arbeiten können, ist es wichtig, dass sich jeder an bestimmte Regeln hält: • Schweigepflicht – alles, was in der Gruppe besprochen wird, ist streng vertraulich • Verpflichtung zur regelmäßigen und pünktlichen Teilnahme, bei wirklich schwerwiegenden Gründen bitte telefonisch absagen • Während der Sitzung nicht einfach den Raum verlassen – wenn Gründe bestehen, können diese besprochen werden • Zuhören und ausreden lassen • Gegenseitiger Respekt und Wertschätzung als Grundhaltung • Zu Beginn jeder Stunde gibt ein Patient, der zuvor ausgewählt wurde, eine kurze Zusammenfassung der letzten Sitzung	Für den Ablauf eines Gruppensettings ist es entscheidend, dass sich alle Beteiligten an bestimmte Regeln halten. Besprechen Sie daher zusammen mit den Teilnehmern die Gruppenregeln, die nicht nur als Verpflichtung, sondern auch als Schutz zu verstehen sind.

Inhalt der Sitzung	Anmerkungen für den Therapeuten
T Haben Sie dazu Fragen oder wünschen Sie, dass wir weitere Regeln aufnehmen?	Ermuntern Sie die Teilnehmer, weitere Punkte, die sie als wichtig erachten, einzubringen und in die Gruppenregeln aufzunehmen.
Was ist die psychoedukative Gruppe, welche Ziele hat diese Gruppe? T Unsere Gruppe nennt sich „psychoedukative Gruppe". Im Folgenden möchte ich Ihnen gerne erklären, was man darunter versteht und worum es in den 14 Sitzungen gehen wird. In dieser Gruppe geht es v. a. darum, Ihnen Wissen darüber zu vermitteln, was ein Trauma ist, welche Folgen damit verbunden sind und was man gegen bestimmte Symptome tun kann. Ziel dieser Gruppe ist es, dass Sie Erkenntnisse darüber erhalten, was mit Ihnen nach Ihren Erlebnissen geschehen ist und wie Sie damit umgehen können. Dies ist keine Psychotherapiegruppe, d. h., wir können in dieser Gruppe nicht auf Ihre individuellen Erfahrungen und Erlebnisse eingehen. Allerdings wollen wir gemeinsam Strategien erarbeiten, die den Umgang mit den Symptomen auch im Alltag erleichtern sollen. Hilfen können Ihnen dabei auch die Infomaterialien bieten, die Ihnen am Ende jeder Stunde ausgehändigt werden. Darauf finden Sie die wichtigsten Aspekte der Stunde, also das, was Sie für sich mitnehmen sollten. Am Ende dieser Stunde erhalten Sie einen Hefter, in dem Sie alle Blätter sammeln können. Diese Materialien dürfen Sie natürlich behalten und gerne auch durch eigene Aspekte aus der Gruppe oder den Tagen zwischen den Sitzungen ergänzen. Wenn Sie möchten, können Sie die Infomaterialien an Ihre Familie, Freunde oder Bekannte weitergeben. Dadurch erfahren auch Menschen in Ihrem Umfeld mehr davon, wie Sie sich fühlen und mit welchen Schwierigkeiten und Problemen Sie tagtäglich konfrontiert werden. Am Ende sollte jeder von Ihnen eine persönliche Infomappe besitzen mit allgemeinen Materialien, aber auch mit individuellen Ergänzungen, die bei jedem von Ihnen sicher anders aussehen werden.	Einführung: Was ist Psychoedukation? Laden Sie die Teilnehmer ein, die Materialien auch an Familie/Freunde weiterzureichen.

Inhalt der Sitzung	Anmerkungen für den Therapeuten

Themen der psychoedukativen Gruppe

T Wir haben gerade darüber gesprochen, was Psychoedukation ist. Nun möchte ich Ihnen gerne die Themen, die wir in den nächsten Wochen gemeinsam bearbeiten werden, vorstellen (die Liste der Themen wird entsprechend angepasst, eine mögliche Themenliste):

- Sie können verändern und dürfen entscheiden – gemeinsam sind wir stärker
- Trauma – auch tiefe Wunden können heilen
- Posttraumatische Belastungsstörung I – eine normale Reaktion auf ein abnormes Ereignis
- Posttraumatische Belastungsstörung II – nicht hilflos ausgeliefert
- Dissoziation – bleiben Sie im Hier und Jetzt
- Vergessen – und Erinnerungshilfen
- Schmerzen – und Entlastung
- Depression – tauchen Sie wieder auf
- Schlafstörungen – entspannen Sie sich
- Angst – nur Mut
- Aggressionen – gehen Sie es an
- Lassen Sie sich helfen, helfen Sie sich selbst
- Das Leben zurückerobern
- Abschlussfest

Inhalt der Sitzung	Anmerkungen für den Therapeuten
Erwartungen an die psychoedukative Gruppe **T** Ich habe Ihnen jetzt sehr viel über die Gruppe erzählt. Nun würde ich gerne von Ihnen erfahren, was Sie von der Gruppe erwarten. **T** Welche Erwartungen haben Sie an diese Gruppe? Mit welchen Vorstellungen sind Sie hierhergekommen? Was erhoffen Sie sich von der Gruppe?	Nehmen Sie sich für diesen Teil der Sitzung ausreichend Zeit. Für den weiteren Verlauf der psychoedukativen Gruppe wird es von großem Nutzen sein, wenn Erwartungen und Fragen der Teilnehmer ausgesprochen und wenn nötig auch korrigiert werden. Die Teilnehmer sollten am Ende dieser Runde Klarheit darüber haben, dass das Hauptanliegen der psychoedukativen Gruppe ist, Wissen zu vermitteln, die Symptome richtig einzuordnen und Hilfen für den Alltag mitzugeben. Eine therapeutische Auseinandersetzung mit dem Erlebten ist im Rahmen dieser Gruppe nicht möglich. Vermitteln Sie den Teilnehmern zudem, dass ihr Wissen und ihre Erfahrungen ganz entscheidend für den Ablauf der Gruppe sind: sie sind die Spezialisten. Es ist für eine psychoedukative Gruppe wichtig und hilfreich, dieses Wissen einzubringen, damit Teilnehmer voneinander lernen und profitieren können.

Inhalt der Sitzung	Anmerkungen für den Therapeuten
T Gibt es Fragen, auf die Sie sich mithilfe der Gruppe eine Antwort erhoffen? Wichtig ist es, in Beispielen deutlich zu machen, dass es bei den Fragen darum geht, was die Teilnehmer problembezogen interessiert und worauf sie sich durch die psychoedukative Gruppe eine Antwort erhoffen. Beispielfragen können sein: „Weshalb habe ich stets diese wiederkehrenden Erinnerungen/Albträume?“, „Was kann ich gegen meine Kopfschmerzen tun?“, „Gibt es eine Möglichkeit, meine Schlafstörungen zu kontrollieren?“ Es ist sinnvoll, Beispielfragen zu nennen, damit Patienten eine Vorstellung haben, welche Art von Fragen sie stellen können.	Sammeln Sie die Beiträge stichpunktartig am Flipchart und versuchen Sie diese in Kategorien (am besten nach Sitzungsthemen) einzuteilen. Gehen Sie am Ende dieser Runde kurz auf die einzelnen Kategorien (nicht auf jeden einzelnen Punkt) ein. Es ist hilfreich, die Liste von Erwartungen und Fragen aufzubewahren und in den entsprechenden Themensitzungen einzubeziehen.
Kurze Wiederholung Der Therapeut erklärt der Gruppe das Prinzip des Wiederholens der letzten Sitzung durch einen Teilnehmer am Beginn jeder Stunde: T In jeder Stunde wollen wir das Thema der vorangegangenen Sitzung wiederholen. Es ist nicht wie eine Abfrage in der Schule zu verstehen. Es kann für Sie zum einen hilfreich sein, die persönliche Zusammenfassung eines anderen Teilnehmers zu hören, der dies mit seinen eigenen Worten auf eine evtl. sogar verständlichere Art erläutert. Zum anderen hilft es auch der Person, die die Zusammenfassung übernimmt und sich dabei noch einmal mit dem Thema auseinandersetzt. Natürlich können Sie die Infomaterialen als Hilfe und Unterstützung verwenden. Wir werden am Ende einer jeden Sitzung einen Teilnehmer auswählen, der die Wiederholung für die nächste Sitzung übernimmt. Daher meine Frage an Sie: Wer möchte die erste Wiederholung in der kommenden Woche übernehmen? Trauen Sie es sich zu! Sie werden sehen, es ist einfacher als Sie denken. Sie haben nichts zu befürchten. Wenn Sie nicht mehr weiterwissen, werden wir als Gruppe Ihnen helfen und Sie unterstützen!	Achten Sie darauf, dass diese Aufgabe nicht als lästig oder angstbesetzt empfunden wird. Nehmen Sie Ängste (z. B. sich vor der Gruppe zu blamieren bzw. bloßzustellen) auf und zeigen Sie die Vorteile einer Zusammenfassung auf.

Inhalt der Sitzung	Anmerkungen für den Therapeuten
Aufgabe und Verteilen der Infomaterialien **T** Zum Abschluss bekommen Sie nun noch das Informationsblatt für die heutige Sitzung mit nach Hause. Lesen Sie es sich bitte aufmerksam durch, zeigen Sie es auch gerne Ihrer Familie oder Freunden. Außerdem gebe ich Ihnen einen Zeitplan mit allen Themen, die wir besprechen werden.	Teilen Sie die folgenden Unterlagen aus: • *Infoblatt*: Psychoedukation – ein erster Schritt auf dem Weg durch das Labyrinth (S. 38) • *Zeitplan* mit Terminen und Themen (S. 39)
Abschlussblitzlicht mit „Wort weitergeben" **T** So wie wir jede Sitzung mit einer Blitzlichtrunde beginnen, wollen wir die Sitzung auch mit einer Blitzlichtrunde beenden. Ich möchte Sie bitten, der Gruppe kurz mitzuteilen, wie es Ihnen in diesem Moment geht und mit welchem Gefühl Sie nach Hause gehen. Achten Sie bitte wieder auf die zeitliche Begrenzung von einer Minute. Wenn Sie mit Ihren Ausführungen fertig sind, können Sie das Wort an einen anderen Teilnehmer weitergeben. Am Ende der Blitzlichtrunde bedankt sich der Therapeut bei den Patienten für ihre Ausführungen. **T** So wünsche ich Ihnen eine gute Woche und freue mich, Sie nächste Woche zu unserer 2. Sitzung wiederzusehen.	Achten Sie auf die zeitliche Begrenzung und das „Wort weitergeben".

Infoblatt

In dieser Gruppe geht es darum, **Wissen** darüber **zu vermitteln**, was ein Trauma ist, welche Folgen damit verbunden sind und was man gegen bestimmte Symptome tun kann.

Jeder Betroffene hat ein **Recht auf Wissen** über seine Erkrankung, ein **Recht auf Aufklärung** sowie ein **Recht auf Information**. Dadurch ist er der Erkrankung nicht mehr hilflos ausgeliefert.

Ziel der Psychoedukation ist es, dass Sie **Erkenntnisse** darüber erhalten, was mit Ihnen nach Ihren Erlebnissen geschehen ist und wie Sie damit umgehen können. Psychoedukation ist keine Psychotherapie, d.h., es kann und wird nicht möglich sein, im Rahmen der Psychoedukation auf individuelle Erfahrungen und Erlebnisse einzugehen.

Hilfen können die **Infomaterialien** bieten, die Ihnen am Ende jeder Stunde ausgeteilt werden.

Diese Materialien dürfen Sie natürlich behalten und gerne auch mit eigenen Aspekten aus den Sitzungen oder den Tagen zwischen den Sitzungen ergänzen.

Zeitplan mit Themen

Datum	Thema
	Psychoedukation – ein erster Schritt auf dem Weg durch das Labyrinth
	Sie können verändern und dürfen entscheiden – gemeinsam sind wir stärker
	Trauma – auch tiefe Wunden können heilen
	Posttraumatische Belastungsstörung I – eine normale Reaktion auf ein abnormes Ereignis
	Posttraumatische Belastungsstörung II – nicht hilflos ausgeliefert
	Dissoziation – bleiben Sie im Hier und Jetzt
	Vergessen – und Erinnerungshilfen
	Schmerzen – und Entlastung
	Depression – tauchen Sie wieder auf
	Schlafstörungen – entspannen Sie sich
	Angst – nur Mut
	Aggressionen – gehen Sie es an
	Lassen Sie sich helfen, helfen Sie sich selbst
	Das Leben zurückerobern
	Abschlussfest

Sie können verändern und dürfen entscheiden – gemeinsam sind wir stärker

Modul 2

Inhalt der Sitzung	Anmerkungen für den Therapeuten
Begrüßung der Teilnehmer	
Blitzlichtrunde mit „Wort weitergeben"	Achten Sie auf die zeitliche Begrenzung und das „Wort weitergeben".
Wiederholung der letzten Sitzung durch einen Teilnehmer	Bestärken Sie die Teilnehmer bei Unsicherheiten.
Besprechung der Übung T Frau/Herr … hat uns gerade eine sehr gute Zusammenfassung der letzten Sitzung gegeben. Die Übung für diese Woche war, die Infomaterialien durchzulesen und Familie, Freunden davon zu erzählen. Welche Erfahrungen haben Sie damit gemacht? Wie waren die Reaktionen? Teilnehmer werden eingeladen, ihre Eindrücke kurz zu schildern.	Helfen Sie, wenn Unklarheiten entstanden sind.
Überblick über den Inhalt der Stunde T Ich möchte Ihnen nun gerne einen Überblick über das Thema unserer heutigen Gruppensitzung geben. Wir werden heute über Veränderungswünsche und Entscheidungsmöglichkeiten sprechen. Darüber hinaus wird es darum gehen, welche Chancen eine Gruppe bietet und welche Möglichkeiten der gegenseitigen Unterstützung es geben kann.	
Einstieg in den Themenkomplex „Sie können verändern und dürfen entscheiden – gemeinsam sind wir stärker"	

Inhalt der Sitzung	Anmerkungen für den Therapeuten
T Wir möchten die Sitzung mit einer Übung beginnen: Stellen Sie sich dazu bitte im Kreis auf. Es ist wichtig, dass Sie zu jedem Blickkontakt aufnehmen können. Sie sollten wissen, dass Sie bei dieser Übung nichts falsch machen können. Ich werde mit einem Klatschen beginnen und es nach rechts weitergeben. Dabei wende ich mich meinem rechten Nachbarn zu. Mein Nachbar dreht sich zu mir. Er nimmt das Klatschen an, indem er Blickkontakt mit mir aufnimmt. Dann dreht er sich nach rechts zu seinem rechten Nachbarn und gibt das Klatschen wie eben geschildert an seinen rechten Nachbarn weiter. Versuchen Sie dabei nicht nachzudenken und das Klatschen so schnell wie möglich und mit Ihrer ganzen Achtsamkeit weiterzugeben bzw. anzunehmen. Fokussieren Sie Ihre Aufmerksamkeit ganz auf die Weitergabe und das, was in der Gruppe passiert.	Leiten Sie die Übung wie beschrieben an. Lassen Sie das Klatschen einige Runden nach rechts wandern.
T Nun verändern wir die Übung: Sie haben jetzt die Möglichkeit eines Richtungswechsels. Drehen Sie sich dafür, wenn Sie das Klatschen erreicht, zu Ihrem linken Nachbarn und geben Sie das Klatschen an ihn wie zuvor weiter. Sie haben jederzeit die Möglichkeit, einen Richtungswechsel vorzunehmen. Das Klatschen geht so lange in eine Richtung, bis ein erneuter Richtungswechsel stattfindet.	Lassen Sie das Klatschen erneut einige Runden wandern.
T Nun erweitern wir die Übung um eine zusätzliche Option: Sie haben nun die Möglichkeit, zu entscheiden, ob Sie das Klatschen annehmen oder an sich vorbeiziehen lassen. Wenn Sie das Klatschen vorbeiziehen lassen wollen, machen Sie einen Schritt nach hinten, um Ihrem Nachbarn zu signalisieren, dass Sie das Klatschen nicht annehmen wollen. Das Klatschen geht dann an den Nachbarn weiter, der mit seiner Aufmerksamkeit und über den Blickkontakt das Klatschen annimmt.	Lassen Sie das Klatschen erneut einige Runden wandern. Beenden Sie die Übung nach mehreren Runden. Lassen Sie den Teilnehmern die Chance, verschiedene Möglichkeiten auszuprobieren.
Im Anschluss erfolgt ein Austausch über die Erfahrungen, die die Teilnehmer in dieser Übung gemacht haben.	Bedeutung/Sinn der Übung: • Aufmerksamkeit und Achtsamkeit schulen • Spontaneität entwickeln • Entscheidungen treffen • Auf Veränderungen reagieren und diese annehmen • Humorvolles und wertfreies Miteinander erleben

Inhalt der Sitzung	Anmerkungen für den Therapeuten
T Was bedeuten die gemachten Erfahrungen für Ihren Alltag?	Freier Austausch
T Wir werden in den kommenden Wochen als Gruppe gemeinsam arbeiten.	
T Was denken Sie, worin könnte Sie eine Gruppe unterstützen? Welche Chancen sehen Sie durch die Teilnahme in einer Gruppe? Gibt es auch Befürchtungen/Ängste?	Schreiben Sie die Fragen auf das Flipchart. Ordnen Sie die Beiträge der Teilnehmer stichpunktartig zu.
Zusammen mit den Teilnehmern werden die Chancen und Möglichkeiten, aber auch die Ängste eines Gruppensettings bearbeitet. Entscheidende Punkte, die besprochen werden sollten: Was sind die Chancen einer Gruppe? • Die Gruppe kann Entlastung bieten. (In traurigen, angstbesetzten und auch wütenden Situationen kann es guttun, sich anderen Menschen mitzuteilen und sich auszutauschen. Durch eine andere Sichtweise kann Neues erfahren und gelernt werden, Dinge anders wahrzunehmen.) • Die Teilnehmer können die Erfahrung machen, dass auch andere Menschen ähnlich traumatische Erlebnisse hatten. (Die Erfahrung, dass auch andere Menschen ähnlich schreckliche Dinge erlebt haben und wie sie damit umgehen, kann Entlastung bieten. Ein Sich-Mitteilen und auch Mittragen in der Gruppe kann unterstützend sein.) • Die Teilnehmer fühlen sich verstanden. • Die Betroffenen fühlen sich nicht länger isoliert und verlieren zunehmend das Gefühl „ganz anders als alle anderen zu sein“ (oder auch die Angst, verrückt zu sein). • Zu erfahren, wie andere Betroffene individuell mit ihrer Symptomatik umgehen, kann neue Hilfsstrategien eröffnen und Alternativen ermöglichen. • Die Gruppe ermöglicht, gemeinsam eine wertschätzende Atmosphäre zu erfahren. Es sollte sich ein gemeinsames Gespräch anschließen: Wie empfinden die Teilnehmer das Arbeiten in der Gruppe; verschafft es ihnen Erleichterung, wenn sie hören, dass auch andere an ähnlichen Symptomen leiden?	Bei der Bearbeitung dieser Fragen kann es für die Teilnehmer einfacher sein, wenn Sie von persönlichen Erfahrungen berichten, bei denen Ihnen der Austausch mit anderen Menschen wichtig war. Vermitteln Sie den Teilnehmern, dass es in dieser Gruppe nicht möglich ist, über die traumatischen Erfahrungen zu sprechen, da diese zur Verschlechterung des psychischen Befindens der anderen Teilnehmer führen könnten. Im Vordergrund der psychoedukativen Gruppe stehen die Informationsvermittlung und praktische Anleitungen zum Umgang mit Symptomen.

Inhalt der Sitzung	Anmerkungen für den Therapeuten
Fragen	Offene Fragen der Teilnehmer – Was hat sich aus der Stunde ergeben? Gibt es noch offene Fragen aus der 1. Stunde?
Kernaussage T Durch Ihre Entscheidung, an der Gruppe teilzunehmen, haben Sie den ersten Schritt zur Veränderung getan und damit Verantwortung für sich übernommen. Selbst wenn Sie Entscheidungen alleine treffen müssen, kann die Gruppe Ihnen Bereicherung und Entlastung bieten. T Was nehmen Sie aus dieser Stunde mit nach Hause?	
Übung und Verteilen der Infomaterialien T Zum Abschluss möchte ich Ihnen die Übung für die kommende Woche mitgeben: Wir haben heute sehr viel über Veränderungswünsche und Ihre Kompetenz, Entscheidungen zu treffen, gesprochen. Sie treffen jeden Tag unterschiedliche größere und kleinere Entscheidungen und handeln somit eigenverantwortlich. Die Übung bis zur nächsten Sitzung ist: Achten Sie in den nächsten Tagen bewusst darauf, welche Entscheidungen Sie tagtäglich treffen. Das beinhaltet z. B., wann Sie sich morgens den Wecker stellen und wann Sie aufstehen, was Sie frühstücken, wie Sie den Tag verbringen … Zudem erhalten Sie heute ein Blatt mit Leitsätzen, die Sie alltäglich begleiten sollten. Hängen Sie die Sätze an einem gut sichtbaren Ort (Kühlschrank, Badezimmerspiegel, Wohnungstür …) auf und schenken Sie Ihnen jeden Tag Aufmerksamkeit.	Teilen Sie die folgenden Unterlagen aus: • *Leitsätze* (S. 44) • *Übungsblatt*: Sie können verändern und dürfen entscheiden – gemeinsam sind wir stärker (S. 45)
Abschlussblitzlicht mit „Wort weitergeben"	Achten Sie auf die zeitliche Begrenzung und das „Wort weitergeben".

Leitsätze

Mit jedem Schritt, den Sie vorangehen, lassen Sie etwas zurück.
Übernehmen Sie Verantwortung.
Heilungsprozesse sind anstrengend und brauchen ihre Zeit, aber sie sind möglich.
Haben Sie Vertrauen in den Wandel.
Es gibt nichts Gutes, außer man tut es.
Entspannen Sie sich.
Prüfen Sie die Realität.
Setzen Sie Grenzen.
Konzentrieren Sie sich auf den Augenblick.
Sorgen Sie gut für Ihren Körper.
Lassen Sie sich helfen, helfen Sie sich selbst.

Übungsblatt

Übung für die kommende Woche

Achten Sie in den nächsten Tagen bewusst darauf, **welche Entscheidungen Sie tagtäglich treffen**. Das beinhaltet z. B., wann Sie sich morgens den Wecker stellen und wann Sie aufstehen, was Sie frühstücken, wie Sie den Tag verbringen.

Hier haben Sie die Möglichkeit, Ihre Erfahrungen aufzuschreiben:

Trauma – auch tiefe Wunden können heilen

Modul 3

Für die Übung zu Hause sind **Samen** mitzubringen, die am Ende der Stunde an die Teilnehmer ausgeteilt werden. Wegen der einfachen Pflege und des schnellen Wachstums werden **Kressesamen** empfohlen.

Inhalt der Sitzung	Anmerkungen für den Therapeuten
Begrüßung der Teilnehmer	
Blitzlichtrunde mit „Wort weitergeben"	Achten Sie auf die zeitliche Begrenzung und das „Wort weitergeben".
Wiederholung der letzten Sitzung durch einen Teilnehmer	Bestärken Sie die Teilnehmer bei Unsicherheiten.
Besprechung der Übung T Wie Frau/Herr … gerade für alle wiederholt hat, haben wir in der letzten Sitzung über Chancen einer psychoedukativen Gruppe gesprochen und in diesem Zusammenhang über Eigenverantwortung und damit verbundene Entscheidungen. Als Übung sollten Sie daher in den letzten Tagen ganz bewusst auf Entscheidungen, die Sie tagtäglich (bewusst, aber auch unbewusst) treffen, achten. Was haben Sie bemerkt? Teilnehmer werden eingeladen, ihre Eindrücke kurz zu schildern.	Helfen Sie, wenn Unklarheiten bei der Übung entstanden sind.
Überblick über den Inhalt der Stunde T Heute wenden wir uns dem Thema „Trauma" zu. Wir sprechen darüber, was genau man unter dem Begriff Trauma, der immer häufiger auch in den Medien genannt wird, versteht. Zudem führen wir das Bild der seelischen Wunde ein und erarbeiten Gemeinsamkeiten, aber auch Unterschiede im Vergleich zur körperlichen Wunde.	
Einstieg in den Themenkomplex „Trauma – auch tiefe Wunden können heilen"	

Inhalt der Sitzung	Anmerkungen für den Therapeuten
T Wir werden heute gemeinsam ein schwieriges Thema erarbeiten. Es geht um Traumata. Sie alle haben ein traumatisches Ereignis erlebt, deshalb sind Sie hier in dieser Gruppe. Die ursprüngliche Bedeutung von Trauma ist schwere, lebensbedrohliche „Verletzung". Wir wollen nun gemeinsam versuchen, die Kriterien zu erläutern, die ein traumatisches Ereignis als solches definieren. **T** Was ist ein Trauma? Was verstehen Sie unter einem Trauma? Gemeinsam mit den Teilnehmern erarbeitet der Therapeut eine Definition für Trauma. Folgende Kriterien sollten dabei herausgestellt werden: • Ereignis in der Vergangenheit • Tatsächlicher oder drohender Tod • Ernsthafte Verletzung • Gefahr der körperlichen Versehrtheit Das traumatische Ereignis wird selbst erlebt, bezeugt oder über Erfahrungsberichte kennengelernt. Die Reaktion auf das Ereignis beinhaltet: • Intensive Furcht und Entsetzen • Hilflosigkeit	Erarbeiten Sie gemeinsam mit den Teilnehmern die Kriterien eines Traumas. Wenn in Berichten der Teilnehmer die angegebenen Kriterien (Kriterien eines traumatischen Ereignisses nach DSM-IV) enthalten sind, greifen Sie diese nochmals auf und sammeln sie am Flipchart. Den Teilnehmern sollte dabei das Gefühl vermittelt werden, dass sie es sind, die als Experten die Definition erarbeiten – eine vorgegebene Infovermittlung im Stil eines „Frontalunterrichts" ist zu vermeiden.
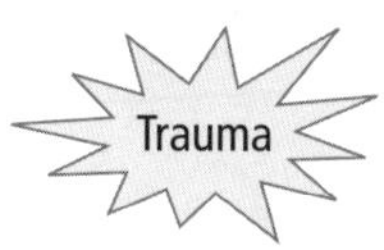 **Abb. 3-1** Traumasymbol	Zeichnen Sie das Traumasymbol auf das Flipchart.

Inhalt der Sitzung	Anmerkungen für den Therapeuten
T Sie alle haben traumatische Erfahrungen gemacht.	Bild der Wunde als Folge eines traumatischen Erlebnisses
Ich gehe davon aus, dass die meisten eine Situation erlebt haben, in der entweder das eigene Leben oder das Leben wichtiger Menschen bedroht war. Sie waren dem Ganzen hilflos ausgeliefert und konnten nicht Ihrem eigenen Wertempfinden gemäß handeln.	Ziehen Sie die Teilnehmer in die Bearbeitung des Wundbildes mit ein.
Wir wollen heute über die Wunden, die als Folgen der Verletzungen noch immer vorhanden sind, sprechen.	Sammeln Sie bei den Fragen die Beiträge der Teilnehmer.
Eine sichtbare, offene Wunde kann starke Schmerzen verursachen.	
T Was muss man tun, wenn man sich gerade geschnitten hat? **T** Es ist wichtig, die Wunde angemessen zu versorgen. Dafür muss man sich die Wunde noch einmal im Detail ansehen und sie muss gereinigt werden. Danach wird die Wunde verbunden oder mit Salbe bestrichen.	
T Wie ist der Heilungsverlauf? **T** Es braucht Zeit, bis die Wunde wieder zusammenwächst und heilt.	
T Was muss man tun, damit die Wunde gut zusammenwächst? **T** Hilfreich können folgende Punkte sein: Bettruhe, die Wunde immer wieder säubern, sie mit einem Verband schonen, sich Hilfe beim Arzt holen …	
Manchmal ist es für den Heilungsprozess wichtig, eine Wunde neu zu öffnen und zu säubern (das tut dann weh), damit sie danach frei von Fremdkörpern ist und besser zusammenwachsen kann.	
T Was tut einem außerdem noch gut, wenn man eine körperliche Wunde hat, die schmerzt? **T** Es tut in dieser Zeit besonders gut, soziale Zuwendung zu bekommen: Wenn die anderen sehen, dass es schmerzt, sich fürsorglich kümmern, wenn einfach jemand da ist …	

Inhalt der Sitzung	Anmerkungen für den Therapeuten
T Meist hinterlässt eine Wunde eine Narbe, d. h., die Verletzungsspur kann man noch sehen. Aber die Narbe schmerzt meistens nicht ununterbrochen wie die offene Wunde. Manchmal kann es sein, dass die Narbe doch schmerzt: Man ist anfälliger oder empfindlicher an der Stelle, z. B. bei Wetterumschwung; es kann auch sein, dass man in seiner Bewegungsfreiheit eingeschränkt ist etc. Das Funktionieren im Alltag kann mehr oder weniger durch die Narbe beeinträchtigt sein. Manchmal kann man lachen und glücklich sein und denkt gar nicht mehr an die Narbe, bis man sie sieht. **T** Was sind die Ähnlichkeiten und Unterschiede zur seelischen Verletzung? Zusammen mit den Teilnehmern wird erarbeitet: • Nicht sichtbar • Narben bleiben • Ein Zusammenwachsen ist trotzdem möglich • Muss nicht ständig schmerzen • …	
Fragen	Offene Fragen der Teilnehmer – Was hat sich aus der Stunde ergeben? Gibt es noch offene Fragen aus der 1. Stunde?
Kernaussage **T** Ein Trauma ist ein furchterregendes Ereignis in der Vergangenheit mit Auswirkungen bis in die Gegenwart/Zukunft. Das Bild der Wunde macht deutlich, dass das Erlebte nachwirken und weiterhin eine Belastung darstellen kann. **T** Was nehmen Sie aus dieser Stunde mit nach Hause?	

Inhalt der Sitzung	Anmerkungen für den Therapeuten
Übung und Verteilen der Infomaterialien T Eine Wunde muss versorgt und gepflegt werden. Ich habe für Sie Samen mitgebracht und bitte Sie, als Übung für die kommende Woche, diesen zu säen und zu versorgen. Beobachten Sie seine Veränderung und das Wachstum.	Teilen Sie die folgenden Unterlagen aus: • *Infoblatt*: Trauma – auch tiefe Wunden können heilen (S. 52) • *Übungsblatt*: Trauma – auch tiefe Wunden können heilen (S. 53) • (Kresse-)Samen Je nach Jahreszeit und Zusammensetzung der Gruppe kann sich diese während des gesamten Gruppenprozesses um eine Pflanze kümmern. Dabei können sich die Gruppenteilnehmer abwechselnd um die Pflanze kümmern oder jeder Teilnehmer besorgt sich selbst eine Pflanze. In diesem Fall ist es angeraten, in den wöchentlich stattfindenden Gruppensitzungen den Wachstumsstand oder gegebenenfalls auftretende Pflegeprobleme zu besprechen.
T Wer gibt nächste Sitzung eine kurze Wiederholung?	

Inhalt der Sitzung	Anmerkungen für den Therapeuten
Abschlussgeste Zum Abschluss der Sitzung kann noch folgende Abschlussgeste durchgeführt werden. **T** Bevor Sie nun nach Hause gehen, möchte ich mit Ihnen gerne eine Auflockerungsübung machen. Dazu bitte ich Sie aufzustehen und sich so hinzustellen, dass Sie rechts und links von sich ein wenig Platz haben. Um unseren Körper zu spüren und zu lockern, schütteln wir zuerst unsere Beine aus – das linke und danach das rechte Bein. Dann schütteln wir auch unsere Arme aus – den linken und den rechten Arm. Kreisen Sie Ihre Schultern – nach hinten und danach nach vorne. Drehen Sie nun Ihren Kopf, langsam über die Mitte nach links und dann zurück nach rechts. Achten Sie dabei darauf, dass Ihre Muskeln gedehnt werden und Sie das Kreisen langsam ausführen. Die Übung soll keine Schmerzen verursachen.	Mit der körperlichen Abschlussübung soll verhindert werden, dass Teilnehmer die Sitzung mit ausschließlich negativen Gefühlen verlassen. Mithilfe der Körperübung spüren Teilnehmer einerseits die Kraft und Vitalität ihres Körpers und können andererseits die schwere Thematik symbolhaft zurücklassen.
T Und nun wollen wir all die Probleme und das Schwere, das heute Thema in unserer Sitzung war, in die Mitte werfen. Machen Sie diese Bewegung kräftig mit. Hier in diesen Räumen ist es gut aufgehoben und wir werden es in der nächsten Sitzung wieder gemeinsam betrachten.	Machen Sie dabei eine entsprechende Bewegung, als wollten Sie etwas in die Mitte werfen.
Abschlussblitzlicht mit „Wort weitergeben"	Integrieren Sie in das Abschlussblitzlicht eine kurze Rückmeldung bezüglich der vorherigen Übung. Achten Sie auf die zeitliche Begrenzung und das „Wort weitergeben".

Infoblatt

Ein Trauma ist eine tief greifende **seelische Verletzung**. Wie bei einer körperlichen **Wunde** können die Schmerzen sehr stark sein.

Damit eine Wunde heilen kann, ist es wichtig, dass sie **gereinigt und versorgt** wird. Hilfreich in einer solchen Zeit sind **Kontakte zu anderen Menschen**, die zuhören, sich um einen kümmern oder einfach nur da sind.

Meist hinterlassen Wunden **Narben**, d.h., die Verletzungsspur kann man noch sehen. Auch eine seelische Verletzung hinterlässt Narben. Diese schmerzt meist nicht ununterbrochen wie eine Wunde. Es kann sein, dass man an dieser Stelle **anfälliger und empfindlicher** ist, z.B. bei Wetterumschwung. Möglich ist auch, dass man in seiner Bewegungsfreiheit eingeschränkt ist.

Hier haben Sie Platz, Ihre Gedanken aufzuschreiben:

Übungsblatt

Übung für die kommende Woche

So wie eine Wunde versorgt und gepflegt werden muss, benötigt auch eine Pflanze Fürsorge, damit sie wächst und gedeiht.

Säen Sie daher die mitgebrachten Samen und pflegen Sie diese. Beobachten Sie ihre Veränderung und ihr Wachstum.

Hier haben Sie Platz, Ihre Beobachtungen aufzuschreiben:

Posttraumatische Belastungsstörung I – eine normale Reaktion auf ein abnormes Ereignis

Modul 4

Inhalt der Sitzung	Anmerkungen für den Therapeuten
Begrüßung der Teilnehmer	
Blitzlichtrunde mit „Wort weitergeben"	Achten Sie auf die zeitliche Begrenzung und das „Wort weitergeben".
Wiederholung der letzten Sitzung durch einen Teilnehmer	Bestärken Sie die Teilnehmer bei Unsicherheiten.
Besprechung der Übung T Wie Frau/Herr … gerade für alle wiederholt hat, haben wir in der letzten Sitzung über traumatische Ereignisse gesprochen. Die Übung für die letzte Woche bestand darin, das Infoblatt durchzulesen und das Bild der seelischen Wunde noch einmal zu überdenken. Was sind Ihre Erfahrungen damit? Welche Gedanken/Überlegungen sind Ihnen gekommen? Teilnehmer werden eingeladen, ihre Eindrücke kurz zu schildern.	Helfen Sie, wenn Unklarheiten bei der Übung entstanden sind.
Überblick über den Inhalt der Stunde T Heute werden wir über die Posttraumatische Belastungsstörung sprechen, eine psychische Folgeerkrankung auf ein traumatisches Ereignis. Dabei wollen wir die verschiedenen Symptomgruppen beleuchten und uns damit auseinandersetzen, wie es dazu kommt und welche Erklärungsmodelle es für die Symptome gibt.	

Inhalt der Sitzung	Anmerkungen für den Therapeuten
Einstieg in den Themenkomplex „Posttraumatische Belastungsstörung I – eine normale Reaktion auf ein abnormes Ereignis“	Bei der Bearbeitung dieses Themas ist vonseiten des Therapeuten und Kotherapeuten große Wachsamkeit und Vorsicht nötig. Es ist durchaus möglich, dass es Teilnehmern währenddessen schlecht geht. Möglichkeiten des Umgangs damit siehe „Therapeutische Herausforderungen“, Kapitel 4, S. 19.
T Wir werden nun über eine mögliche Folge einer traumatischen Erfahrung sprechen, die Posttraumatische Belastungsstörung. Wie der Name sagt, kann es nach einem traumatischen Erlebnis, das bedeutet das Wort „posttraumatisch“, zu einer starken Belastungsreaktion kommen. Dauert die Belastungsreaktion über einen Zeitraum von mehreren Wochen an, wird sie als Störung bezeichnet. Dies ist jedoch eine normale Reaktion auf ein abnormes Ereignis, das Sie erlebt haben – und nicht umgekehrt! Es ist eine völlig normale Antwort auf eine sehr verletzende Erfahrung, die keine wirksame Gegenwehr erlaubte. Da Sie alle an den Symptomen einer Posttraumatischen Belastungsstörung leiden, können wir in dieser Gruppe offen und ohne Scham darüber sprechen. Sie werden erkennen, dass Sie nicht alleine sind, sondern andere Menschen Sie verstehen und nachvollziehen können, wie es Ihnen geht. In dieser Sitzung wird es vorrangig um die Symptome gehen. In der nächsten Sitzung erarbeiten wir gemeinsam, was Sie im Alltag dagegen tun können.	

Inhalt der Sitzung	Anmerkungen für den Therapeuten
T Welche Symptome/Beschwerden aufgrund des traumatischen Erlebnisses kennen Sie? T Folgende Kriterien/Symptome müssen erfüllt sein, damit man von einer Posttraumatischen Belastungsstörung sprechen kann. Wiedererleben/Intrusionen/Flashbacks T Die erste Symptomgruppe ist das „Wiedererleben", was auch als Intrusionen bezeichnet wird. Dies sind ungewollt wiederkehrende und belastende Erinnerungen (in Bildern und Geräuschen). Meist haben Betroffene den Eindruck, dass diese ganz spontan auftreten. Aber häufig werden Intrusionen durch sogenannte Triggerreize hervorgerufen. Triggerreize sind Auslösereize für das ungewollte Wiedererleben. Diese können sehr vielfältig sein und müssen keine starke bedeutungsvolle Beziehung zu dem traumatischen Ereignis haben. Häufig sind es Reize, die zeitlich kurz vor oder während des Traumas wahrgenommen wurden, wie Farben, Gerüche oder ein emotionaler Zustand. Es kann aber auch ein Satz oder eine Melodie sein, die Sie kurz vor dem Ereignis – vielleicht auch nicht bewusst – gehört haben und daher nicht mit dem Trauma verbinden. Die Intensität von Intrusionen reicht von Einzelerinnerungen bis zum Überwältigtwerden von Erinnerungen. Darunter fallen auch wiederkehrende (Alb-)Träume und Flashbacks. Flashbacks sind eine Art Erinnerungsattacken, die dem Betroffenen das Gefühl geben, das traumatische Ereignis nochmals zu durchleben und in der gleichen Situation zu sein! Dies ist auch mit entsprechenden körperlichen Reaktionen verbunden.	Erarbeiten Sie gemeinsam mit den Teilnehmern die Hauptkriterien einer Posttraumatischen Belastungsstörung. Nehmen Sie dabei alle von den Teilnehmern geäußerten Aspekte auf und schreiben Sie diese auf das Flipchart. Zur Veranschaulichung teilen Sie diese in die drei Symptomgruppen „Wiedererleben", „Übererregung" und „Vermeidung" auf. Die angegebenen Bilder und Symbole können eine Unterstützung sein, den Teilnehmern die Symptomatik näherzubringen. Die aufgeführten Erläuterungen zu den Symptomgruppen sind als Anregung und Hilfestellung gedacht und sollten interaktiv unter Einbezug der Patienten erarbeitet werden.

Inhalt der Sitzung	Anmerkungen für den Therapeuten
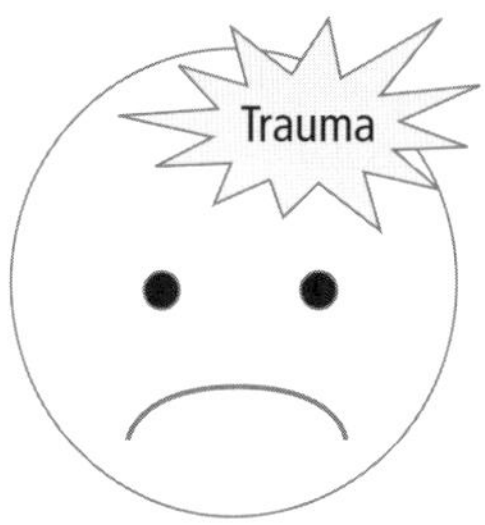 **Abb. 4-1** Flashback	Zeichnen Sie zur Veranschaulichung von Flashbacks das Intrusionsbild auf das Flipchart.
T Wie ist Ihre Erfahrung mit diesen Symptomen?	Freier Austausch
T Eine Erklärung für das Immer-wieder-Überwältigt-Werden von traumatischen Erinnerungen ist, wie das Erlebte während des Ereignisses im Gedächtnis abgespeichert wurde. Normalerweise werden autobiographische Erinnerungen, wie z. B. die Feier zum 18. Geburtstag oder der Schulabschluss, in einer geordneten und abstrahierten Form gespeichert. Das bedeutet, dass das Ereignis nach bestimmten Kriterien abgespeichert ist, z. B. nach relevanten Themen, wie Familie, Freundschaften, Prüfungen. Somit sind unsere Erinnerungen geordnet gespeichert und können über bestimmte Suchkriterien abgerufen werden. Oder es kann über Reize, die damit in (emotionaler) Verbindung stehen, wie z. B. ein bestimmter Song auf der Schulabschiedsfeier, abgerufen werden. Wenn das Ereignis abgerufen wird, ist es eingebettet in einen größeren Zusammenhang, d. h., es ist Ihnen klar, dass es ein Ereignis in Ihrer Jugend war, Sie diese Feier in ihrem Heimatort, in einer Kneipe, erlebt haben.	Die Ausführung bezüglich der Abspeicherung des traumatischen Erlebens ins autobiographische Gedächtnis kann wahlweise eingesetzt oder auch weggelassen werden. Entscheiden Sie je nach Zusammensetzung der Gruppe, ob den Teilnehmern dieses Erklärungsmodell im Verständnis und Umgang mit ihren Intrusionen helfen kann oder sie eher verwirrt.

Inhalt der Sitzung	Anmerkungen für den Therapeuten
T Man geht nun davon aus, dass bei Menschen mit einer Posttraumatischen Belastungsstörung das traumatische Ereignis nicht oder ungenügend mit anderen autobiographischen Erinnerungen integriert wurde. Das bedeutet, dass das Ereignis bzw. das Erlebte nicht als Vergangenheit, die zeitlich und emotional eingeordnet werden kann, gespeichert wurde. Die Erinnerung hat keinen zeitlichen Kontext und wird leicht durch Reize, die auch nur entfernt damit assoziiert werden, ausgelöst. Problematisch und völlig ohnmächtig werden Intrusionen erlebt, wenn Ihnen der Auslöser nicht bewusst ist.	Zusammenhang zwischen Triggerreizen und Flashbacks: Das furchterregende Wiedererleben und die empfundene Ohnmacht können dadurch an Stärke verlieren.
Zudem unterscheidet man zwischen bewusstem und unbewusstem Erleben. Dies bedeutet, dass Sie viele Dinge ganz automatisch ausführen – Sie überlegen beim Laufen nicht, dass Sie einen Fuß vor den anderen setzen müssen, oder geben beim Kochen die Nudeln ganz automatisch in kochendes Wasser, ohne lange darüber nachzudenken. Wenn Sie sich dagegen mit einer anderen Person unterhalten, dann schenken Sie diesem Vorgang bewusste Aufmerksamkeit. Normalerweise werden Situationen sowohl bewusst als auch unbewusst wahrgenommen. Bei einer Traumatisierung werden diese beiden Wahrnehmungsarten getrennt: auf den Betroffenen stürmen so viele Reize ein, dass es unmöglich ist, alles bewusst aufzunehmen und zu speichern. Der Speicher für unbewusste Dinge kann jedoch viel mehr aufnehmen, sodass sehr viele Reize dort abgespeichert werden. Diese werden nun immer dann abgerufen, wenn Sie mit Reizen konfrontiert werden, die eine Verbindung zu dem Trauma haben. Die Folge ist das belastende und sich stets wiederholende Wiedererleben des Traumas.	

Inhalt der Sitzung	Anmerkungen für den Therapeuten

Zeichnen Sie das Bild auf das Flipchart.

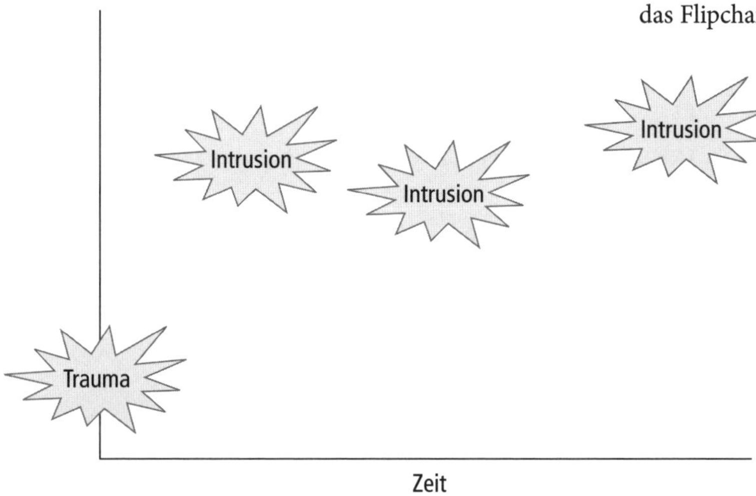

Abb. 4-2 Wiedererleben/Intrusionen

Übererregung

T Eine weitere Symptomgruppe der Posttraumatischen Belastungsstörung ist die Übererregung.

T Was denken Sie, beinhaltet diese Symptomgruppe? Wie zeigt sich Übererregung bei Ihnen?

Freier Austausch

Schreiben Sie die Beiträge der Teilnehmer auf das Flipchart.

Übererregung umfasst:

- Wutausbrüche
- Konzentrationsschwierigkeiten
- Übermäßige Wachsamkeit (ständiges Gefährdungsgefühl)
- Übermäßige Schreckreaktionen
- Schlafstörungen
- Körperliche Reaktionen, wie erhöhter Herzschlag, Zittern, Schwitzen, Schweißbildung …

T Kennen Sie diese Symptome von sich?

Vermeidung

Leiten Sie die Übung an.

T Ich möchte nun eine kleine Übung mit Ihnen machen: Ich bitte Sie dafür, in der folgenden Minute nicht an einen blauen Elefanten, der durch unseren Gruppenraum marschiert, zu denken.

Inhalt der Sitzung	Anmerkungen für den Therapeuten
T Wie war die Übung? Ist es Ihnen gelungen, nicht an den blauen Elefanten zu denken? Wer hat ihn gesehen?	Austausch über die Übung
T Wie Sie durch diese Übung erfahren haben, hat Vermeidung oft einen gegenteiligen Effekt. Damit sind wir bei der dritten und letzten Symptomgruppe der Posttraumatischen Belastungsstörung angelangt, dem Symptomenkomplex „Vermeidung“. Menschen, die an einer Posttraumatischen Belastungsstörung leiden, vermeiden möglichst alles, was an das traumatische Ereignis erinnert bzw. damit assoziiert ist. Das können Orte, Personen, Situationen sowie Gedanken und Gefühlen sein. Zu dieser Symptomgruppe zählt auch, dass man sich emotional taub und von nahestehenden Menschen entfremdet fühlt.	
T Kennen Sie diese Symptome bei sich?	
T Eine recht häufig zu beobachtende Folge und Reaktion der Vermeidung ist die Isolation. Betroffene ziehen sich zurück, haben weniger soziale Kontakte, wodurch sie sich noch mehr entfremdet fühlen, was wiederum die Vermeidung verstärkt.	Isolation als Folge der Vermeidung
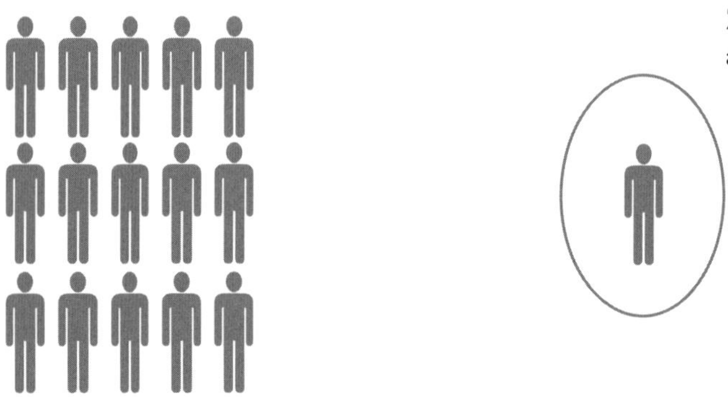 **Abb. 4-3** Isolation	Zeichnen Sie die Abbildung auf das Flipchart.

Inhalt der Sitzung	Anmerkungen für den Therapeuten
T Dies kann sich zu einem Teufelskreis entwickeln.	
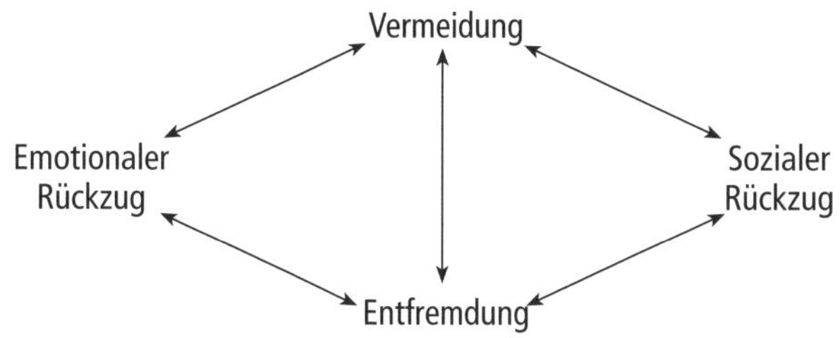 **Abb. 4-4** Teufelskreis der Vermeidung	Zeichnen Sie den Teufelskreis auf das Flipchart und erklären Sie den Zusammenhang (wenn möglich mit Beispielen der Teilnehmer).
T Finden Sie sich in diesem Teufelskreis wieder? T Symptome können sich von Person zu Person durchaus in Ausprägung/Intensität unterscheiden, allerdings ist das Vorhandensein dieser Symptomgruppen ausschlaggebend für die Diagnose Posttraumatische Belastungsstörung.	
Fragen	Offene Fragen der Teilnehmer – Was hat sich aus der Stunde ergeben? Gibt es offene Fragen aus der 1. Stunde?
Kernaussage T Eine Belastungsreaktion ist eine normale Reaktion auf ein abnormes Ereignis. Dauert die Belastung über mehrere Wochen an, spricht man von einer Posttraumatischen Belastungsstörung. Sie ist eine Krankheit, die viele Menschen aufgrund traumatischer Ereignisse, wie Sie sie erlebt haben, entwickeln. Die Hauptsymptome sind Wiedererleben, Übererregung und Vermeidung. T Was nehmen Sie aus dieser Stunde mit nach Hause?	

Inhalt der Sitzung	Anmerkungen für den Therapeuten
Übung und Verteilen der Infomaterialien T Als Übung für die kommende Woche achten Sie bitte darauf, ob es bei Ihnen Triggerreize gibt, die die Erinnerung und das Wiedererleben des traumatischen Ereignisses auslösen. Diese Übung soll Ihnen helfen, Intrusionen nicht mehr ohnmächtig zu erleben, sondern sie durch das Erkennen von Auslösern bis zu einem gewissen Ausmaß kontrollieren zu können. Auf dem Übungsblatt, das Sie jetzt bekommen, können Sie Ihre Triggerreize in die entsprechende Liste eintragen. T Wer gibt nächste Sitzung eine kurze Wiederholung?	Teilen Sie die folgenden Unterlagen aus: • *Infoblatt:* Posttraumatische Belastungsstörung I – eine völlig normale Reaktion (S. 63) • *Übungsblatt:* Posttraumatische Belastungsstörung I – eine völlig normale Reaktion (S. 65)
Abschlussblitzlicht mit „Wort weitergeben"	Achten Sie auf die zeitliche Begrenzung und das „Wort weitergeben".

Infoblatt

Eine Belastungsreaktion ist eine **normale Reaktion auf ein abnormes Ereignis**. Dauert sie über mehrere Wochen an, spricht man von einer **Posttraumatischen Belastungsstörung**. Sie ist eine Krankheit, die viele Menschen aufgrund traumatischer Ereignisse, wie Sie sie erlebt haben, entwickeln. Die Hauptsymptome sind Wiedererleben, Übererregung und Vermeidung.

- **Wiedererleben:** immer wiederkehrende Bilder des Traumas, Albträume, Flashbacks, d. h., das Trauma wird – so wie damals – mit den gleichen körperlichen Reaktionen und Gefühlen erneut erlebt

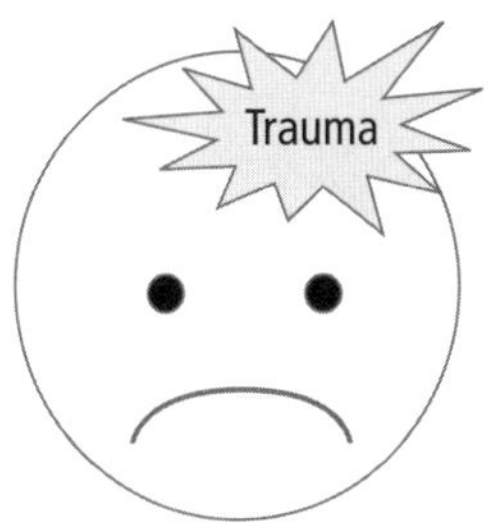

Abb. Flashback

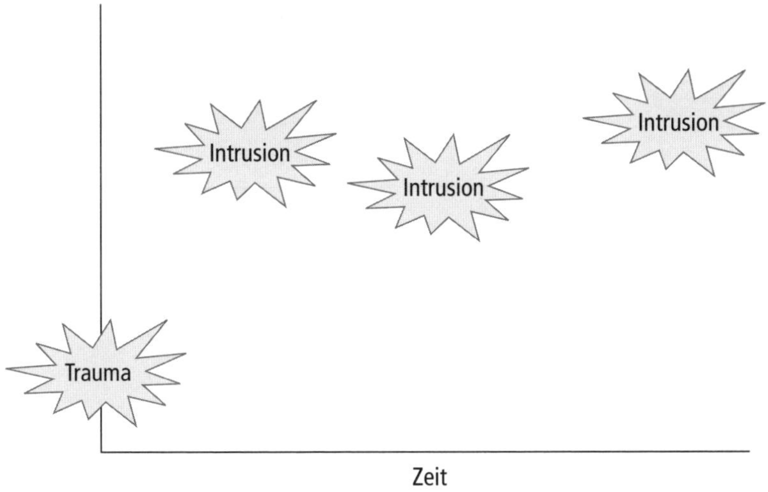

Abb. Wiedererleben/Intrusionen

- **Vermeidung:** Vermeidung von Gedanken, Gefühlen oder Gesprächen, die an das Trauma erinnern; Vermeidung von Aktivitäten, Orten oder Menschen, die an das Trauma erinnern; Interessensverlust; Gefühl der eingeschränkten Zukunft, Isolation

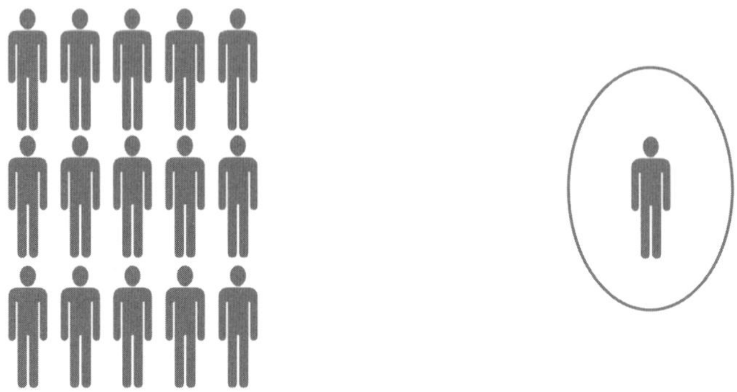

Abb. Isolation

- **Übererregung:** Schlaflosigkeit, leichte Reizbarkeit, Wutausbrüche, Aufmerksamkeits- und Konzentrationsprobleme

Übungsblatt

Übung für die kommende Woche

Als Übung für die kommende Woche achten Sie bitte darauf, ob es bei Ihnen **Triggerreize** gibt, die die Erinnerung und das Wiedererleben des traumatischen Ereignisses auslösen. Diese Übung soll Ihnen helfen, Intrusionen nicht mehr ohnmächtig zu erleben, sondern diese durch das Erkennen von Auslösern in einem gewissen Maße kontrollieren zu können.

Tragen Sie Ihre Triggerreize bitte in der nachfolgenden Liste ein:

____

____

____

____

____

____

____

____

____

____

____

____

____

____

____

____

Posttraumatische Belastungsstörung II – nicht hilflos ausgeliefert

Modul 5

Inhalt der Sitzung	Anmerkungen für den Therapeuten
Begrüßung der Teilnehmer	
Blitzlichtrunde mit „Wort weitergeben"	Achten Sie auf die zeitliche Begrenzung und das „Wort weitergeben".
Wiederholung der letzten Sitzung durch einen Teilnehmer	Bestärken Sie die Teilnehmer bei Unsicherheiten.
Besprechung der Übung T Wie Frau/Herr … gerade für alle wiederholt hat, haben wir in der letzten Sitzung über die Symptomgruppen der Posttraumatischen Belastungsstörung gesprochen und welche Erklärungen es für die Entstehung der Symptome gibt. Als Hausaufgabe sollten Sie darauf achten, ob es bei Ihnen Triggerreize gibt, die die Erinnerung und das Wiedererleben des traumatischen Ereignisses auslösen. Was haben Sie entdeckt? Gibt es Zusammenhänge zwischen äußeren Reizen und Wiedererleben? Teilnehmer werden eingeladen, ihre Eindrücke kurz zu schildern.	Helfen Sie, wenn Unklarheiten bei der Übung entstanden sind.
Überblick über den Inhalt der Stunde T Nachdem wir in der letzten Woche über die Symptome der Posttraumatischen Belastungsstörung gesprochen haben, wird es heute darum gehen, wie Sie im Alltag mit diesen Problemen umgehen können. Wir sprechen darüber, welche Möglichkeiten es gibt, Einfluss auf das ständige Wiedererleben zu nehmen, aus der Vermeidung herauszukommen und die erhöhte Anspannung zu reduzieren.	
Einstieg in den Themenkomplex „Posttraumatische Belastungsstörung II – nicht hilflos ausgeliefert"	

Inhalt der Sitzung	**Anmerkungen für den Therapeuten**
T In der letzten Sitzung haben wir über Ihre Symptome und Probleme gesprochen. Heute wollen wir gemeinsam erarbeiten, was Ihnen helfen kann, damit besser umzugehen. Ein weiteres Ziel dieser Sitzung ist, dass Sie Symptome besser einordnen können.	Ziel ist u. a. die Entwicklung eines Krankheitskonzepts zur besseren Einordnung der Symptomatik und Selbstregulationsfähigkeit.
T Welche Strategien wenden Sie an, wenn Sie von den Symptomen, die wir gerade noch einmal wiederholt haben, „eingeholt" werden?	Sammeln Sie die Aspekte der Teilnehmer am Flipchart.
Intrusionen T • Werden Sie sich bewusst, welche Reize das Wiedererleben auslösen. • In solchen Situationen ist es wichtig, dass Sie sich des Hier und Jetzt bewusst werden; nehmen Sie bewusst die Umgebung wahr, in der Sie sich befinden. • Um sich der Realität zu vergewissern, können sensorische Reize hilfreich sein: intensive Gerüche (wie Parfüm, Blumen), intensive Geschmacksreize (wie Pfefferkörner, Tabasco, Zitrone), akustische Reize (Musik hören), taktile Reize (Igelball). Wichtig ist, dass Sie darauf achten und für sich individuell entdecken, was Ihnen in solchen Situationen am meisten hilft – dabei gibt es große interindividuelle Unterschiede! • Bei Albträumen ist es hilfreich, dass Sie sich nach dem Aufwachen bewusst werden, dass es ein Traum war. Stehen Sie auf, verlassen Sie Ihr Bett, trinken Sie ein Glas Wasser. Indem Sie anderen Tätigkeiten nachgehen, verhindern Sie einen Rückfall in die Intrusion.	Achten Sie auf eine ausgewogene „Mischung" zwischen Informationsvermittlung und Einbezug der Patienten. Gestalten Sie die Strategieentwicklung interaktiv.
T Haben Sie bereits eigene Strategien entwickelt, die Ihnen dabei helfen?	Freier Austausch
Übererregung T Wir kommen nun zum nächsten Symptomenkomplex und welche Möglichkeiten der Selbstentlastung es dazu gibt. Ich möchte dafür mit Ihnen gerne eine Übung durchführen.	
Bauchatemübung	Leiten Sie die Atemübung an (Vorlage: Anhang S. 171).

Inhalt der Sitzung	Anmerkungen für den Therapeuten
T Wie ging es Ihnen während der Übung? Haben Sie Veränderungen in Ihrem Körper wahrgenommen? T Diese Übung hat Ihnen geholfen, sich zu entspannen und bewusster auf Ihre Atmung und Ihren Körper zu achten. Das bewusste Achten auf körperliche Vorgänge und Reaktionen ist hilfreich, um Körperwarnsignale im Zusammenhang mit dem Symptomenkomplex Übererregung frühzeitig zu erkennen und entsprechend darauf zu reagieren.	Freier Austausch
T Wodurch werden Sie ruhiger? Was hilft Ihnen in Situationen der Anspannung?	Freier Austausch
Gemeinsam mit den Teilnehmern werden Hilfsstrategien erarbeitet: • Bauchatmung • Imaginationsübung (z. B. sicherer Ort) • Progressive Muskelrelaxation (bewusstes An- und Entspannen einzelner Muskelgruppen) • Sich eigener Grenzen bewusst werden und diese frühzeitig setzen • Auszeiten nehmen, Pausen einhalten • …	Sammeln Sie die Beiträge der Teilnehmer am Flipchart und ergänzen Sie diese mit weiteren Vorschlägen.
Vermeidung T Wie wir in der letzten Sitzung besprochen haben, haben die Vermeidung und das Vermeidungsverhalten negative Konsequenzen. Vermeidungsverhalten dient dazu, dem Betroffenen das Gefühl der Sicherheit zu vermitteln (Unfallopfer: kein Autofahren; Missbrauchsopfer: keine Beziehungen eingehen). Davon zu unterscheiden ist das Schutzverhalten: Dabei sorgen Betroffene im Sinne der Selbstfürsorge für eine sichere Umgebung in Beziehungen und ihrer Umwelt (Unfallopfer: sich anschnallen, umsichtig Auto fahren; Missbrauchsopfer: sich aus negativen Beziehungen lösen). Eine weitere Folge von Vermeidung ist die soziale Isolation.	

Inhalt der Sitzung	Anmerkungen für den Therapeuten
T Welche Wege können helfen, aus der Isolation zu treten? Was hilft Ihnen persönlich?	Freier Austausch
Gemeinsam mit den Teilnehmern werden Hilfsstrategien erarbeitet: • Soziale Kontakte, die guttun, pflegen und neue Kontakte aufbauen • Freizeit aktiv gestalten (z. B. Sport, Theater, Bibliotheksbesuche …) • Sich trotz schlechter Erfahrungen dem Leben zuwenden und Neues entdecken • …	Sammeln Sie die Beiträge der Teilnehmer auf dem Flipchart und ergänzen Sie diese mit weiteren Vorschlägen.
Fragen	Offene Fragen der Teilnehmer – Was hat sich aus der Stunde ergeben? Gibt es offene Fragen aus der 1. Stunde?
Kernaussage T Es gibt Möglichkeiten, wie Sie mit Ihrer Erkrankung und den Symptomen umgehen können – Sie sind dem nicht hilflos ausgeliefert. Wichtig dabei ist, dass Sie auf eigene, individuelle Hilfen achten und diese für sich entdecken. Eventuell können Sie aus der Liste der heute von allen Teilnehmern gesammelten Strategien neue für sich entdecken! Ziel ist es, einen persönlichen „Notfallkoffer" zu erstellen – mit Strategien/Dingen, die Ihnen in schlimmen Situationen helfen und auf die Sie dann zurückgreifen können. Hilfe dazu können Ihnen die Infomaterialien bieten, die Sie nach jeder Stunde ausgehändigt bekommen, und auf denen jeweils Platz für eigene Notizen ist – nutzen Sie diese für sich! T Was nehmen Sie aus dieser Stunde mit nach Hause?	

Inhalt der Sitzung	Anmerkungen für den Therapeuten
Übung und Verteilen der Infomaterialien T Als Übung für die kommende Woche machen Sie bitte täglich die Bauchatemübung. Es ist leichter für Sie, wenn Sie eine feste Zeit einplanen. Die Wirksamkeit wird sich erhöhen, wenn Sie die Übung regelmäßig, im besten Falle zweimal täglich, wiederholen. T Wer gibt nächste Sitzung eine kurze Wiederholung?	Teilen Sie die folgenden Unterlagen aus: • *Infoblatt*: Posttraumatische Belastungsstörung II – nicht hilflos ausgeliefert (S. 71) • *Übungsblatt*: Posttraumatische Belastungsstörung II – nicht hilflos ausgeliefert (S. 73)
Entspannungsübung: Sicherer innerer Ort oder Tiefe Bauchatmung	Wählen Sie als Entspannungsübung die Imaginationsübung oder die Bauchatmungsübung. Leiten Sie die Übung an (Vorlagen: Anhang S. 167, 171).
Abschlussblitzlicht mit „Wort weitergeben"	Integrieren Sie beim Abschlussblitzlicht eine kurze Rückmeldung der Teilnehmer zur Entspannungsübung. Achten Sie auf die zeitliche Begrenzung und das „Wort weitergeben".

Infoblatt

Es gibt Möglichkeiten, wie Sie mit Ihrer Erkrankung und den Symptomen besser umgehen können – Sie sind diesen **nicht hilflos ausgeliefert**. Wichtig dabei ist, dass Sie auf eigene, individuelle Hilfen achten und diese für sich entdecken.

Ziel ist es, einen persönlichen „Notfallkoffer" zu erstellen – mit Strategien und Dingen, die Ihnen in schlimmen Situationen helfen und auf die Sie dann zurückgreifen können! Hilfe dazu können Ihnen diese Infomaterialien bieten. Es gibt jeweils Platz für eigene Notizen und Anregungen – nutzen Sie diese für sich!

Hilfen bei immer wiederkehrenden Bildern

- Auf (körperliche) **Frühwarnzeichen** achten, die handlungsunfähig machen
- Häufig werden diese Bilder durch **bestimmte Reize** ausgelöst – achten Sie darauf!
- Sich der **Realität** durch intensive Gerüche (wie Parfüm, Blumen), intensive Geschmacksreize (z. B. Pfefferkörner, Tabasco, Zitrone), Musik hören usw. vergewissern
- Sich **vergewissern**: ich bin nicht in der traumatischen Situation, sondern in meiner Wohnung
- Bei Albträumen: sich beim Aufwachen bewusst werden, dass es ein Traum war; **aufstehen, Bett verlassen, Glas Wasser trinken** und anderer Tätigkeit nachgehen

Individuelle Hilfen

- ______________________________
- ______________________________
- ______________________________
- ______________________________
- ______________________________

Hilfen bei Übererregbarkeit/Gereiztheit

- Für **Ruhe** sorgen
- **Entspannungsübungen** (z. B. Atemübung)
- **Beruhigende Musik** hören
- **Auszeiten** nehmen/**Pausen** einhalten
- Sich eigener **Grenzen** bewusst werden und diese frühzeitig setzen

Individuelle Hilfen – Wodurch werde ich ruhig?

- ____________________
- ____________________
- ____________________
- ____________________
- ____________________

Hilfen bei Vermeidung

Auch wenn es schwerfällt, ist es wichtig:

- **Soziale Kontakte** aufrechtzuerhalten oder aufzubauen
- **Aktiv** zu werden (spazieren gehen, sich bewegen, Theater besuchen, ins Kino gehen, Museum/Ausstellung besuchen …)

Wenn Sie sich immer mehr zurückziehen, besteht die Gefahr, dass Sie sich isolieren und sehr einsam werden.

Individuelle Hilfen

- ____________________
- ____________________
- ____________________
- ____________________
- ____________________

Übungsblatt

Übung für die kommende Woche

Als Übung für die kommende Woche machen Sie bitte **täglich** die **Bauchatemübung**. Planen Sie dafür eine feste Zeit ein und führen Sie die Übung regelmäßig, im besten Falle zweimal täglich, durch.

Hier haben Sie die Möglichkeit, aufzuschreiben, wie es Ihnen mit der Übung ergangen ist, welche Entwicklung Sie evtl. im Laufe der Woche erfahren haben, was für Sie besonders hilfreich war, aber auch was Ihnen schwergefallen ist:

Dissoziation – bleiben Sie im Hier und Jetzt

Modul 6

Inhalt der Sitzung	Anmerkungen für den Therapeuten
Begrüßung der Teilnehmer	
Blitzlichtrunde mit „Wort weitergeben"	Achten Sie auf die zeitliche Begrenzung und das „Wort weitergeben".
Wiederholung der letzten Sitzung durch einen Teilnehmer	Bestärken Sie die Teilnehmer bei Unsicherheiten.
Besprechung der Übung T Wie Frau/Herr … gerade für alle wiederholt hat, haben wir in der letzten Sitzung darüber gesprochen, welche Hilfsmöglichkeiten es bei den Symptomen einer Posttraumatischen Belastungsstörung gibt, damit Sie im Alltag besser mit den Symptomen umgehen können. Als Übung sollten Sie für sich persönliche und individuelle Hilfen und Wege erkunden, die Ihnen bei Vermeidung, Intrusion oder Übererregung helfen. Wie ging es Ihnen damit? Welche Erfahrungen haben Sie gemacht? Was haben Sie für sich gefunden? Teilnehmer werden eingeladen, ihre Eindrücke kurz zu schildern.	Helfen Sie, wenn Unklarheiten entstanden sind.
Überblick über den Inhalt der Stunde T Wir sprechen heute über ein Phänomen, das viele von Ihnen kennen, worüber man aber nicht gerne spricht, da es mit Scham verbunden ist. Bei diesem Phänomen fühlen Sie sich wie ein außenstehender Beobachter des eigenen Körpers und Denkens, es ist ein Gefühl der Unwirklichkeit, in dem die vertraute Umgebung plötzlich fremd wirkt. Häufig geht dieses Phänomen mit der Angst einher, verrückt zu werden, oder dem Gefühl, völlig die Kontrolle zu verlieren.	
Einstieg in den Themenkomplex „Neben-sich-Stehen/Dissoziation"	

Inhalt der Sitzung	Anmerkungen für den Therapeuten
T Kennen Sie das Gefühl, „neben sich zu stehen"? Wie würden Sie das beschreiben?	Kurzdefinition für Dissoziation: Gefühl der Abstumpfung; Entkoppelung von körperlichen und seelischen Bereichen
Möglicherweise ist es hilfreich, den Patienten Beispiele vorzugeben:	
T Es ist das Gefühl, • sich fremd zu sein • vom Körper abgetrennt zu sein • sich von außen zu beobachten • seine Gefühle und sein Verhalten nicht mehr unter Kontrolle zu haben • dass sich Körperproportionen verändern • dass Körperteile verschwinden • als Marionette zu funktionieren	Depersonalisationserleben (Zustand der Selbstentfremdung)
• dass vertraute Umgebung/Menschen unwirklich erscheinen • unfähig zu sein, Freunde zu erkennen • verwirrt zu sein, was in der Umgebung wirklich/unwirklich ist • …	Derealisationserleben (Umwelt erscheint als unwirklich/fremd)
T Dieses Gefühl ist in gewissem Ausmaß „normal" – jeder Mensch hat es sicher schon einmal erlebt: Sie sitzen in einem tranceartigen Zustand in einem Bus. Erst nachdem Sie angesprochen werden, wird Ihnen bewusst, was Sie in diesem Moment getan haben (z. B. Haare drehen, Nase bohren …). Eine andere Form dieses für uns merkwürdigen Zustands sind Tagträume: So verbringen Kinder 30 % ihres Wachseins in „Traumwelten", bei Erwachsenen sind es ca. 2 %. **T** Warum machen wir das? Wozu ist es gut? **T** Wir sind tagtäglich sehr vielen Reizen ausgesetzt, die erst einmal ungefiltert auf uns einströmen. Um in einer solchen Welt klarzukommen, ist es entscheidend und notwendig, dass wir uns von diesen unendlich vielen Wahrnehmungen abschirmen und herausfiltern, was wir aufnehmen und was nicht.	Alltägliche Erlebnisse des „Neben-sich-Stehens"

Inhalt der Sitzung	Anmerkungen für den Therapeuten
T Wie Sie zum Teil erzählt haben, geht das „Neben-sich-Stehen“, das Sie erleben, über die übliche Form hinaus. Es bereitet dann Probleme im Alltag; es kommt zu Schwierigkeiten, sich zu konzentrieren. Plötzlich finden Sie sich an einem Ort wieder, ohne genau zu wissen, wie Sie dorthin gekommen sind, oder fühlen sich von anderen Menschen sehr weit entfernt. Das macht natürlich Angst: Angst, die Kontrolle zu verlieren, und auch Angst, verrückt zu werden. Bei Menschen, die ein traumatisches Ereignis erlebt haben, findet sich diese Form der sogenannten Dissoziation jedoch häufiger. Das heißt, auch hier reagiert Ihr Körper wieder völlig normal auf ein abnormes Erlebnis. Durch das „Abdriften“ oder „Ausschalten des Bewusstseins“ wird das Unaushaltbare aushaltbar gemacht. Denn in diesen Situationen ist auch das ständige Wiedererleben des Traumas nicht möglich. Damit haben diese Zustände kurzfristig etwas Positives und sind eine Art Schutzfunktion des Körpers.	Erklärungen für dissoziative Zustände nach traumatischen Erlebnissen. Dissoziation als Schutzfunktion
T Wie gehen Sie damit um? Haben Sie für solche Situationen bereits Strategien entwickelt? **T** Ein wichtiger Punkt im Umgang mit diesen „Zeiten der Abwesenheit“ ist, die eigene Aufmerksamkeit zu schulen. Versuchen Sie, sich zu beobachten und genau darauf zu achten: In welchen Situationen stehe ich neben mir bzw. dissoziiere ich? Lässt sich eine Regelmäßigkeit erkennen? Dann sollte ich in diesen Situationen darauf achten, „präsent zu bleiben“.	Kurzer freier Austausch

Inhalt der Sitzung	Anmerkungen für den Therapeuten
Möglichkeiten dafür sind auf der körperlichen Ebene: • Kneten eines Igelballs • Riechfläschchen • Schnippen eines Gummibandes am Handgelenk • Coolpack auflegen • Bewusstes Bauchatmen (tief ein- und ausatmen) Außerdem: • Visuelle Beschreibung der Umgebung/eines Bildes • Verankerung in der Realität durch Benennung des Ortes, der Situation • … T Ich möchte Sie gerne ermuntern, dass Sie ausprobieren, was Ihnen am besten helfen kann. Dabei können Sie sehr kreativ sein und ausprobieren, was Ihnen in den Sinn kommt.	Schreiben Sie die Beiträge der Teilnehmer auf das Flipchart und ergänzen Sie diese.
Fragen	Offene Frage der Teilnehmer – Was hat sich aus der Stunde ergeben? Gibt es offene Fragen aus der 1. Stunde?
Kernaussage T Bei Menschen, die ein traumatisches Ereignis erlebt haben, sind die Selbstentfremdung und das unwirkliche Erscheinen der Umgebung eine Schutzreaktion auf ein abnormes Ereignis. Solange die traumatischen Erlebnisse in einem therapeutischen Kontext nicht aufgearbeitet werden, bleiben diese dissoziativen Zustände häufig bestehen. T Was nehmen Sie aus dieser Stunde mit nach Hause?	

Inhalt der Sitzung	Anmerkungen für den Therapeuten
Übung und Verteilen der Infomaterialien **T** Bis zur nächsten Woche achten Sie bitte zum einen darauf, wann dieser Zustand „abwesend zu sein“ oder „neben sich zu stehen“ aufkommt. Gibt es bestimmte Situationen, in denen Sie immer wieder „wegdriften“? Zudem möchte ich Sie bitten, dass Sie die heute besprochenen Hilfsmöglichkeiten testen und gerne auch neue für sich entdecken. **T** Wer gibt nächste Sitzung eine kurze Wiederholung?	Teilen Sie die folgenden Unterlagen aus: • *Infoblatt*: Dissoziation – bleiben Sie im Hier und Jetzt (S. 79) • *Übungsblatt*: Dissoziation – bleiben Sie im Hier und Jetzt (S. 80)
Abschlussblitzlicht mit „Wort weitergeben“	Achten Sie auf die zeitliche Begrenzung und das „Wort weitergeben“.

Infoblatt

Das Gefühl „neben sich zu stehen" oder „abwesend zu sein" dient als **Schutz**, um das Unaushaltbare zu überleben; die **Realität wird ausgeblendet**.

Dieses Gefühl ist in gewissem Maß „normal". Es ist allen Menschen im Alltag bekannt und wird von jedem, der sich Tagträumen hingibt, erlebt.

Für das tägliche Leben ist es notwendig, die unendlich vielen Wahrnehmungen/Einflüsse, die auf uns einströmen, abzuschirmen und zu filtern.

Schwierig wird es dann, wenn diese Situationen sehr häufig sind und man lange in derartige „Abwesenheitsphasen" fällt.

Bei Menschen, die ein traumatisches Ereignis erlebt haben, sind die **Selbstentfremdung** und das **Unwirklicherscheinen der Umgebung** eine **Schutzreaktion auf ein abnormes Ereignis**. Solange die traumatischen Erlebnisse in einem therapeutischen Kontext nicht aufgearbeitet werden, bleiben diese dissoziativen Zustände häufig bestehen.

Ein wichtiger Punkt im **Umgang** mit diesen „Zeiten der Abwesenheit" ist, die **eigene Aufmerksamkeit zu schulen**:

- In welchen Situationen stehe ich neben mir bzw. dissoziiere ich?
- Lässt sich eine Regelmäßigkeit erkennen?

Achten Sie darauf, **„präsent" im Hier und Jetzt** zu bleiben!

Möglichkeiten auf der **körperlichen Ebene**, um im Hier und Jetzt zu bleiben:

- Kneten eines Igelballs
- Schnuppern an einem Riechfläschchen
- Schnippen eines Gummibands am Handgelenk
- Auflegen eines Coolpacks
- Bewusstes Bauchatmen (tief ein- und ausatmen)

Außerdem:

- Visuelle Beschreibung der Umgebung/eines Bildes
- **Verankerung in der Realität** durch Benennung des Ortes, der Situation …

Übungsblatt

Übung für die kommende Woche

Beobachten Sie sich:

- In welchen Situationen „driften“ Sie weg?
- Wann kommt es dazu, dass Sie „neben sich stehen“?

Probieren Sie in diesen Situationen aus, welche Strategien für Sie am hilfreichsten sind. Seien Sie kreativ und entdecken Sie neben den besprochenen **Hilfsstrategien** weitere Methoden, um im Hier und Jetzt zu bleiben.

Hier haben Sie die Möglichkeit, Ihre Erfahrungen, Entdeckungen und persönlichen Strategien aufzuschreiben:

Vergessen – und Erinnerungshilfen

Modul 7

Um das Konzept „Erinnerungshilfen“ zu veranschaulichen, werden folgende Erinnerungshilfen mitgebracht:

- Erinnerungszettel (z. B. mit der Aufschrift „Medikamenteneinnahme“ oder „Arzttermine am …“)
- Terminplaner
- Erinnerungsheft
- Erinnerungsarmband
- Taschentuch mit Knoten
- Blatt/Stein (Achtsamkeitssymbol)

Alle Gegenstände werden in einen Korb gelegt und in die Mitte des Stuhlkreises gestellt. Die Gegenstände werden bei der Bearbeitung der Hilfsstrategien eingesetzt.

Für die Achtsamkeitsübung werden Postkarten (mit einfachen Gegenständen darauf, wie Stein, Blatt, Grashalm …) mitgebracht. Diese werden bei der Achtsamkeitsübung, am Ende der Sitzung, an die Teilnehmer ausgeteilt.

Inhalt der Sitzung	Anmerkungen für den Therapeuten
Begrüßung der Teilnehmer	
Blitzlichtrunde mit „Wort weitergeben“	Achten Sie auf die zeitliche Begrenzung und das „Wort weitergeben“.
Wiederholung der letzten Sitzung durch einen Teilnehmer	Bestärken Sie die Teilnehmer bei Unsicherheiten.
Besprechung der Übung T Wie Frau/Herr … zusammengefasst hat, war das Thema der letzten Sitzung „neben sich stehen“ und die „Angst, verrückt zu werden“. Als Übung sollten Sie darauf achten, in welchen Situationen Sie dieser Zustand einholt und was Ihnen hilft, im „Hier und Jetzt“ zu bleiben. Es wäre schön, wenn wir in einer Runde über Ihre Erfahrungen sprechen könnten. Wie ging es Ihnen mit dieser Übung? Teilnehmer werden eingeladen, ihre Eindrücke kurz zu schildern.	Helfen Sie, wenn Unklarheiten bei der Übung entstanden sind.

Inhalt der Sitzung	Anmerkungen für den Therapeuten
Überblick über den Inhalt der Stunde	
T Wir sprechen heute über ein Thema, das verwandt ist mit dem Thema aus der letzten Sitzung: Es geht um das Vergessen. Spielt Vergessen eine Rolle in Ihrem Alltag und wie gehen Sie bisher damit um? Wie in jeder Sitzung sprechen wir natürlich auch wieder darüber, welche Hilfsmöglichkeiten es gibt, die Sie anwenden können.	
Einstieg in den Themenkomplex „Vergessen – und Erinnerungshilfen"	
T Wir kennen es alle, dass wir Termine vergessen, nicht mehr wissen, was wir einkaufen wollten, dass ein Gedanke, der gerade noch wichtig erschien, uns plötzlich entfällt … Es könnte sein, dass das Vergessen bei Ihnen Ausmaße annimmt, die Sie belasten und Angst machen, körperlich erkrankt zu sein.	Greifen Sie aktuelle Beispiele der Gruppenteilnehmer auf. Um die Scham gegenüber diesem Thema zu verringern, können Sie eigene Beispiele des Vergessens berichten.
T Was fällt Ihnen dazu ein? Was vergessen Sie im Alltag?	Sammeln Sie die Kommentare der Teilnehmer am Flipchart.
T Nachdem Sie nun von Ihrem Vergessen berichtet haben, stellt sich die Frage, warum wir vergessen.	
T Warum vergessen wir? Welche Gründe könnte es dafür geben? T So wie wir es bereits beim Thema „Dissoziation" in der letzten Stunde besprochen haben, ist auch Vergessen in bestimmtem Ausmaß durchaus normal und sogar wichtig. Tagtäglich strömen so viele Infos auf uns ein – wir können nicht alles behalten. Es gibt jedoch auch Vergessen, das belastet. Belastend ist das Vergessen dann, wenn es sehr häufig auftritt und Dinge vergessen werden, die wichtig sind (wie z. B. Termine, Inhalte aus der Gruppe oder im Einzelgespräch …). Gründe für Vergessen können unterschiedlich sein.	Kurzer freier Austausch

Inhalt der Sitzung	Anmerkungen für den Therapeuten
T Haben Sie Ideen, welche Gründe für das Vergessen es bei Ihnen geben könnte?	Sammeln Sie die Beiträge der Teilnehmer am Flipchart und ergänzen Sie sie mit eigenen Vorschlägen.
Mögliche Antworten: • Konzentrationsstörungen, daher keine bewusste Aufmerksamkeit • Gedankenüberflutung: ständiges Denken und Wiedererinnern an traumatische Erfahrungen • Schlafstörungen: Vergessen aus Übermüdung • Fehlende Alltagsstruktur • Alltagsbelastung (Arbeitslosigkeit, Behördengänge, Krankheit des Partners, Doppelbelastung durch Familie und Beruf …) • Nebenwirkung von Medikamenten • Verdrängungsmechanismus: Wunsch, „alles hinter sich zu lassen“, „alles vergessen zu wollen“	
T Wir haben zusammengetragen, welche Gründe das Vergessen haben kann. Es stellt sich jetzt die Frage: Was kann man gegen das Vergessen tun? Sie sehen in der Mitte einen Korb mit verschiedenen „Erinnerungshilfen“. Nehmen Sie sich bitte einen Gegenstand aus dem Korb.	

Inhalt der Sitzung	Anmerkungen für den Therapeuten
T Welchen Gegenstand halten Sie in Ihrer Hand? Wie können Sie diesen als Erinnerungshilfe einsetzen? Haben Sie evtl. auch eigene Strategien gegen das Vergessen, die Sie bereits einsetzen? T Gegen das Vergessen von alltäglichen Begebenheiten, Terminen, Medikamenteneinnahme, U-Bahntickets oder auch Gruppeninhalten können folgende Maßnahmen helfen: • Sich Erinnerungshilfen schaffen, z. B. ein Buch anlegen, in dem Dinge, die nicht vergessen werden sollen, aufgeschrieben werden (dieses sollte an einem Ort platziert werden, der täglich gesehen wird); ein „Erinnerungsarmband" tragen (Armband am Handgelenk, das einen dadurch, dass es stets gesehen wird, an eine bestimmte Sache erinnert); Erinnerungszettel schreiben und diese an Plätze in der Wohnung legen, an denen Sie immer wieder vorbeilaufen (z. B. Kühlschrank, Wohnungstür, Badspiegel …) • „Achtsamkeitsübungen": das Hier und Jetzt bewusst wahrnehmen • Aktivitäten bewusst ausführen: Achten Sie z. B. heute bei Ihrem Nachhauseweg einmal bewusst darauf, was Ihnen alles begegnet, durch welche Straßen Sie laufen, welche Häuser dort stehen …	Entwickeln Sie gemeinsam mit den Teilnehmern anhand der Gegenstände aus dem Korb Erinnerungshilfen. Schreiben Sie diese auf das Flipchart.
Fragen	Offene Fragen der Teilnehmer – Was hat sich aus der Stunde ergeben? Gibt es offene Fragen aus der 1. Stunde?
Kernaussage T Gegen das belastende Vergessen können Sie sich Erinnerungshilfen schaffen; versuchen Sie, Dinge bewusst auszuführen, sich zu konzentrieren, entwickeln Sie individuelle Erinnerungshilfen. T Was nehmen Sie aus dieser Stunde mit nach Hause?	

Inhalt der Sitzung	Anmerkungen für den Therapeuten
Übung und Verteilen der Infomaterialien **T** Als Übung für die kommende Woche machen Sie bitte eine Achtsamkeitsübung. Achten Sie bewusst auf eine spezielle Wegstrecke, die Sie täglich zurücklegen (Weg zum Bus, zur Arbeit, zu Freunden …). Achten Sie auf dieser speziellen Wegstrecke auf die Menschen, die Ihnen begegnen. Nehmen Sie die Umgebung bewusst wahr. Was geschieht in der Natur, wie verändert sie sich? Versuchen Sie diese Übung täglich durchzuführen. Bei der Übung, die wir nun im Anschluss machen werden, erhalten Sie eine Postkarte: Sie können diese Karte mitnehmen und als Erinnerungshilfe einsetzen. **T** Wer gibt nächste Sitzung eine kurze Wiederholung?	Teilen Sie die folgenden Unterlagen aus: • *Infoblatt*: Vergessen – und Erinnerungshilfen (S. 86) • *Übungsblatt*: Vergessen – und Erinnerungshilfen (S. 87)
Achtsamkeitsübung	Teilen Sie für die Achtsamkeitsübung die mitgebrachten Postkarten aus. Leiten Sie die Übung an (Vorlage: Anhang S. 167). Sie sollten dafür ca. 5 Minuten einplanen.
Abschlussblitzlicht mit „Wort weitergeben"	Integrieren Sie in das Abschlussblitzlicht die Rückmeldung zur Achtsamkeitsübung. Achten Sie auf die zeitliche Begrenzung und das „Wort weitergeben".

Infoblatt

Vergessen ist in einem bestimmten Maß durchaus normal und sogar wichtig, denn tagtäglich strömen sehr viele Informationen auf uns ein und wir können nicht alles behalten.

Es gibt jedoch auch Vergessen, das belastet. Die **Gründe für Vergessen** können unterschiedlich sein. Häufig wird dem Hier und Jetzt **keine bewusste Aufmerksamkeit** geschenkt, d. h., man ist mit seinen Gedanken nicht anwesend.

Weitere **Gründe** sind:

- **Konzentrationsstörungen** (keine bewusste Aufmerksamkeit)
- **Gedankenüberflutung** (ständiges Denken und Wiedererinnern an schreckliche/traumatische Erfahrungen)
- **Schlafstörungen** (schlechter Schlaf nachts, tagsüber so müde, dass die Aufmerksamkeit darunter leidet)
- **Fehlende Alltagsstruktur**
- **Alltagsbelastung**
- **Nebenwirkungen** von Medikamenten
- **Verdrängungsmechanismus** (Wunsch, „alles hinter sich zu lassen", „alles vergessen zu wollen")

Was kann man gegen das Vergessen von alltäglichen Dingen tun?

Gegen eine Form des Vergessens, das Vergessen von alltäglichen Begebenheiten, wie Terminen, Medikamenteneinnahme und auch Gruppeninhalten, hilft u.a.:

- **Sich Erinnerungshilfen schaffen** (z. B. ein Buch anlegen, in dem Dinge, die nicht vergessen werden sollen, aufgeschrieben oder Symbole gezeichnet werden [dieses sollte an einem Ort platziert werden, der täglich gesehen wird]; ein „Erinnerungsarmband" tragen [Armband am Handgelenk, das einen dadurch, dass es stets gesehen wird, an eine bestimmte Sache erinnert])
- **„Achtsamkeitsübungen"** (das Hier und Jetzt bewusst wahrnehmen)
- **Aktivitäten bewusst ausführen** (achten Sie bei Ihrem Nachhauseweg bewusst auf alles, was Ihnen begegnet, durch welche Straßen Sie laufen, welche Häuser dort stehen …)

Übungsblatt

Achtsamkeitsübung für die kommende Woche

Achten Sie bewusst auf eine spezielle **Wegstrecke**, die Sie täglich zurücklegen (Weg zum Bus, zur Arbeit, zu Freunden):

- Achten Sie dabei auf die Menschen, die Ihnen begegnen.
- Nehmen Sie die Umgebung bewusst war.
- Was geschieht in der Natur, wie verändert sie sich?

Führen Sie diese Übung **täglich** durch. Setzen Sie die in der Sitzung erhaltene Postkarte als Erinnerungsstütze ein.

Hier haben Sie Platz, Ihre Erfahrungen aufzuschreiben:

Schmerzen – und Entlastung

Modul 8

Inhalt der Sitzung	Anmerkungen für den Therapeuten
Begrüßung der Teilnehmer	
Blitzlichtrunde mit „Wort weitergeben"	Achten Sie auf die zeitliche Begrenzung und das „Wort weitergeben".
Wiederholung der letzten Sitzung durch einen Teilnehmer	Bestärken Sie die Teilnehmer bei Unsicherheiten.
Besprechung der Übung T Das Thema der letzten Sitzung war, wie Frau/Herr … gerade noch einmal zusammengefasst hat, „Vergessen". Als Übung für die vergangene Woche sollten Sie sehr bewusst und achtsam Ihre Umwelt wahrnehmen. Können Sie von Ihren Eindrücken und Erlebnissen berichten? Was ist Ihnen aufgefallen? Teilnehmer werden eingeladen, ihre Eindrücke kurz zu schildern.	Helfen Sie, wenn Unklarheiten entstanden sind.
Überblick über den Inhalt der Stunde T Heute werden wir uns dem Themengebiet „Schmerzen" zuwenden. Dabei wollen wir zuerst besprechen, wie sich Schmerzen äußern. Welcher Sinn steckt dahinter, dass wir Schmerzen empfinden? Und wie können Sie den Schmerzen im Alltag begegnen?	
Einstieg in den Themenkomplex „Schmerzen – und Entlastung" T Als Einstieg in das Thema dieser Sitzung möchte ich Sie bitten, kurz zu schildern, wo Sie Schmerzen haben und wie sich diese äußern. T Wo haben Sie Schmerzen? Wie äußern sich die Schmerzen?	

Inhalt der Sitzung	Anmerkungen für den Therapeuten
T Der Zusammenhang von Schmerzen und seelischen Problemen spiegelt sich in verschiedenen Sprichwörtern wider. Beispiele dafür sind „sich den Kopf zerbrechen" oder „die Angst sitzt mir im Nacken". Dies bedeutet, dass es bei Menschen, die sehr viel nachdenken und viele Bilder im Kopf haben, zu Verspannungen im Nacken- und Schulterbereich kommen kann und als Folge oft Kopfschmerzen auftreten können. Eine weitere Redewendung lautet: „Es schlägt mir auf den Magen", was bedeutet, dass Dinge einen so mitnehmen können und man sich so viele Sorgen macht, dass es Auswirkungen auf den Magen hat. **T** Kennen Sie andere Aussprüche, die den Zusammenhang von Körper und Seele aufzeigen? Beispiele: „Das geht mir an die Nieren." „Die Angst steckt mir in den Knochen." **T** Allen diesen Beispielen ist gemeinsam, dass die Psyche den Schmerz über den Körper zum Ausdruck bringt. Man unterscheidet dabei zwischen Schmerzen mit körperlichen/organischen Ursachen und Schmerzen mit psychischen Ursachen. Beide Arten sind gleich real, egal ob es sich um eine Magenschleimhautentzündung handelt oder um Sorgen, die „einem im Magen liegen". Es ist allerdings wichtig, zu erkennen, welche Ursache Schmerzen haben, da bei körperlichen oder organischen Gründen oft eine Behandlung möglich und nötig ist, z. B. mit Medikamenten. Findet der Arzt keine körperlichen Ursachen, bedeutet dies nicht, dass Sie sich Ihre Schmerzen einbilden – es sind reale Schmerzen, die einen psychischen Ursprung haben.	Stellen Sie Sprichwörter, die den Zusammenhang von körperlichen Schmerzen und seelischen Problemen widerspiegeln, vor.
T Wozu haben wir eigentlich Schmerzen? Denken Sie, dass Schmerzen für etwas gut sein können?	Kurzer freier Austausch

Inhalt der Sitzung	Anmerkungen für den Therapeuten
T Schmerzen haben eine Schutzfunktion: Wenn wir z. B. mit unserer Hand auf eine heiße Herdplatte greifen, empfinden wir Schmerz und ziehen daraufhin die Hand weg. Es ist also überlebensnotwendig für uns, dass wir Schmerz empfinden können, um gefährliche Situationen als solche zu erkennen und uns dann entsprechend aus dieser Situation zu entfernen. In diesem Fall sprechen wir von akutem Schmerz. Er dauert nur eine kurze Zeit an und kann als Warnsignal des Körpers verstanden werden. Durch ihn merken wir rechtzeitig, dass etwas Schädliches mit uns geschieht. Der akute Schmerz verschwindet also, wenn man seine Ursachen beseitigt.	Akuter Schmerz – Warnsignal
T Vom akuten Schmerz ist der chronische Schmerz zu unterscheiden. Beim chronischen Schmerz dauern die Schmerzen oft über viele Jahre an, ohne dass man eine bestimmte Ursache dafür finden kann. In einigen Fällen ist es so, dass man zwar eine Vorstellung davon hat, wodurch der Schmerz ausgelöst wird, aber man kann diese Bedingungen nicht mit den gängigen medizinischen Methoden verändern. Der chronische Schmerz verliert damit diese unmittelbare Warnfunktion. Der Schmerz ist die Krankheit, die behandelt werden muss. Darüber hinaus besteht jeder Schmerz, und dies gilt besonders für den chronischen Schmerz, aus körperlichen und psychischen Anteilen. Mit den psychischen Anteilen des Schmerzes ist das Leiden gemeint, das mit negativen Gefühlen und Stimmungen einhergeht. Hoffnungslosigkeit, Verzweiflung und Resignation sind Gefühle, die wohl jeder Mensch, der unter chronischen Schmerzen leidet, kennt.	Chronischer Schmerz
T Wie ist das bei Ihnen? **T** Im Folgenden möchte ich mit Ihnen gerne über den Zusammenhang von traumatischen Erlebnissen, Stress und Schmerzen sprechen.	Freier Austausch
T Gibt es Situationen, in denen Sie vermehrt Schmerzen empfinden?	Freier Austausch

Inhalt der Sitzung	Anmerkungen für den Therapeuten
T Häufig ist es so, dass von belastenden Ereignissen Betroffene neben psychischen Problemen noch lange Zeit nach dem Ereignis unter Schmerzen leiden. Diese Schmerzen können einerseits infolge einer bei dem Ereignis entstandenen Verletzung auftreten, andererseits auch aufgrund der allgemeinen Anspannung nach einem solchen Ereignis entstehen.	Zusammenhang von traumatischen Erlebnissen, PTBS und Schmerz

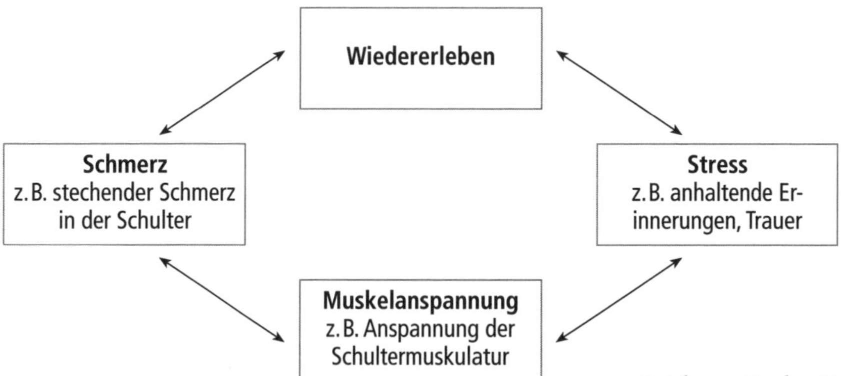

Abb. 8-1 Teufelskreis aus Wiedererleben, Stress, Anspannung und Schmerz

Zeichnen Sie den Teufelskreis auf das Flipchart und erklären Sie ihn mit Beispielen der Teilnehmer.

Inhalt der Sitzung	Anmerkungen für den Therapeuten
T Wenn Sie das traumatische Erlebnis durch wiederkehrende Bilder und Erinnerungen erneut erleben, ist das eine belastende Situation, die für Sie einen erneuten Stress bedeutet. Auf Stress reagiert auch Ihr Körper entsprechend: Aufgrund der Belastung verspannt sich die Muskulatur, häufig im Rücken-, Schulter- und Nackenbereich, stark. Diese hohe Muskelanspannung wirkt wiederum negativ auf den Schmerz, d. h., dass der Schmerz verstärkt wird. Schmerz wirkt sich wiederum negativ auf Intrusionen bzw. das Wiedererleben aus. Somit kommt es zu einem Teufelskreis von Schmerz, Stress durch z. B. wiederkehrende Erinnerungen, Verspannung, mehr Stress sowie mehr Schmerz. Es ist wichtig, die Ursachen für die Schmerzen zu ergründen. Dafür ist es entscheidend, dass Sie sich mit Ihrem Arzt genau absprechen. Anhand des gerade erläuterten Teufelskreises aus Wiedererleben, Stress und Schmerz lassen sich auch Hilfsmöglichkeiten ableiten, die diesen Teufelskreis unterbrechen können.	
T Was kann gegen den Schmerz, der aufgrund körperlicher Anspannung entsteht, hilfreich sein? **T** Bei dieser Art von Verspannungsschmerz können folgende Strategien hilfreich sein: • Mit einem Menschen, dem man vertraut, über seine Probleme und Gedanken sprechen und sich dadurch entlasten • Entspannungsverfahren, wie tiefes Bauchatmen oder Imaginationsverfahren (vgl. hierzu das Modul „Angst – nur Mut“) • Sich ablenken, versuchen, anderen Beschäftigungen nachzugehen, sich entlasten mit Dingen, die persönlich guttun Damit wird der körperlichen Anspannung entgegengewirkt. Hilfreich kann auch eine Schmerz- oder Physiotherapie sein.	Sammeln Sie die Beiträge der Teilnehmer am Flipchart und ergänzen Sie diese.

Inhalt der Sitzung	Anmerkungen für den Therapeuten
Fragen	Offene Fragen der Teilnehmer – Was hat sich aus der Stunde ergeben? Gibt es offene Fragen aus der 1. Stunde?
Kernaussage T Ich versuche die Ursachen meiner Schmerzen zu ergründen. Egal was die Ursachen meiner Schmerzen sind, es sind reale Schmerzen und keine Einbildung! T Was nehmen Sie aus dieser Stunde mit nach Hause?	
Übung und Verteilen der Infomaterialien T Versuchen Sie in der kommenden Woche Ihren Schmerzen auf den Grund zu gehen. Wann empfinden Sie Schmerzen? Gibt es bestimmte Situationen, in denen die Schmerzen stärker werden, z. B. wenn Sie belastende Erinnerungen haben oder im Alltag sehr gestresst sind? Bei derartigen Schmerzen können Entspannungsverfahren sehr hilfreich sein. Wir werden zum Abschluss eine Entspannungsübung durchführen – ich möchte Sie ermuntern, dass Sie diese auch zu Hause für sich machen und möglichst täglich üben, denn nur regelmäßiges Durchführen kann zu Veränderung und Entlastung führen. T Wer gibt nächste Sitzung eine kurze Wiederholung?	Teilen Sie die folgenden Unterlagen aus: • *Infoblatt*: Schmerzen – und Entlastung (S. 94) • *Übungsblatt*: Schmerzen – und Entlastung (S. 95)
Entspannungsübung: Progressive Muskelrelaxation oder Tiefe Bauchatmung	Wählen Sie als Entspannungsübung die Progressive Muskelrelaxation oder die Bauchatmungsübung. Leiten Sie die Übung an (Vorlagen: Anhang S. 168, 171).
Abschlussblitzlicht mit „Wort weitergeben"	Integrieren Sie in das Abschlussblitzlicht eine Rückmeldung zur Entspannungsübung. Achten Sie auf die zeitliche Begrenzung und die Geste „Wort weitergeben".

Infoblatt

Schmerzen haben eine **Schutzfunktion**: Wenn wir z. B. mit unserer Hand auf eine heiße Herdplatte greifen, empfinden wir Schmerz und ziehen daraufhin die Hand weg. In diesem Fall sprechen wir von **akutem Schmerz**. Er dauert nur eine kurze Zeit an und kann als **Warnsignal** des Körpers verstanden werden.

Der **chronische Schmerz** hingegen dauert über Monate oder Jahre an. Häufig ist **keine eindeutige Ursache** zu finden. Der Schmerz verliert seine Warnfunktion und ist selbst die Krankheit, die behandelt werden muss.

Menschen, die ein traumatisches Ereignis erlebt haben, werden oft von wiederkehrenden Bildern und Erinnerungen gequält. Dies ist eine belastende Situation, die starken Stress bedeutet. Auf Stress reagiert der Körper u. a. mit Verspannungen der Muskulatur, häufig im Rücken-, Schulter- und Nackenbereich. Diese hohe Muskelanspannung kann nach einiger Zeit zu starken Schmerzen führen. Schmerz wirkt sich wiederum negativ auf Intrusionen bzw. das Wiedererleben aus. Somit kommt es zu einem **Teufelskreis von Schmerz – Stress** (z. B. durch wiederkehrende Erinnerungen) **– Verspannung – mehr Stress – mehr Schmerz**.

Was können Sie tun?

Es ist wichtig, die **Ursachen** für die Schmerzen zu **ergründen** und sich mit seinem behandelnden Arzt genau abzusprechen. Bei Spannungsschmerzen können folgende Strategien hilfreich sein:

- Mit einem Menschen, dem man vertraut, über seine Probleme und Gedanken **sprechen** und sich dadurch **entlasten**
- **Entspannungsverfahren**, wie „Tiefe Bauchatmung" oder „Sicherer innerer Ort", anwenden
- Sich **ablenken** und versuchen, anderen Beschäftigungen nachzugehen – sich mit Dingen entlasten, die persönlich guttun
- **Schmerz- oder Physiotherapie**
- **Massagen**

Übungsblatt

Übungen für die kommende Woche

1. Gehen Sie Ihren Schmerzen auf den Grund:

- Wann empfinden Sie Schmerzen?
- Gibt es bestimmte Situationen, in denen die Schmerzen stärker werden, z. B. wenn Sie belastende Erinnerungen haben oder Sie im Alltag sehr gestresst sind?

Schreiben Sie hier Ihre Beobachtungen auf:

2. Entspannungsverfahren können bei vielen Schmerzen sehr hilfreich sein.

Führen Sie die Entspannungsübung aus der letzten Sitzung zu Hause durch. Machen Sie diese **Übung möglichst täglich**, denn nur regelmäßiges Durchführen kann zu Veränderung und Entlastung führen.

Hier können Sie Ihre Beobachtungen und Erfahrungen mit der Übung aufschreiben:

Depression – tauchen Sie wieder auf

Modul 9

Inhalt der Sitzung	Anmerkungen für den Therapeuten
Begrüßung der Teilnehmer	
Blitzlichtrunde mit „Wort weitergeben"	Achten Sie auf die zeitliche Begrenzung und das „Wort weitergeben".
Wiederholung der letzten Sitzung durch einen Teilnehmer	Bestärken Sie die Teilnehmer bei Unsicherheiten.
Besprechung der Übung T In der letzten Sitzung waren, wie Frau/Herr … gerade wiederholt hat, „Schmerzen" unser Thema. Als Übung sollte Sie Ihren Schmerzen auf den Grund gehen: In welchen Situationen treten Ihre Schmerzen vermehrt auf bzw. verschlimmern sich? Wie ist es Ihnen darüber hinaus mit der Entspannungsübung ergangen? Teilnehmer werden eingeladen, ihre Eindrücke kurz zu schildern.	Helfen Sie, wenn Unklarheiten entstanden sind.
Überblick über den Inhalt der Stunde T Heute werden wir uns dem Themengebiet „Depression" zuwenden. Dabei wird es zuerst darum gehen, wie sich Gedanken, Gefühle und Handlungen gegenseitig beeinflussen und bedingen. Ziel dieser Sitzung ist es, dass Sie erkennen, wie Sie eine positive Stimmung beeinflussen können.	
Einstieg in den Themenkomplex „Depression – tauchen Sie wieder auf"	

Inhalt der Sitzung	Anmerkungen für den Therapeuten
T Wie äußert sich eine depressive Verstimmung bei Ihnen? Welche Symptome kennen Sie bei sich?	Sammeln Sie die Beiträge der Teilnehmer am Flipchart.
Mögliche Antworten • Interessensverlust (Hobbys …) • Schwierigkeiten beim Erledigen von alltäglichen Dingen • Antriebslosigkeit • Konzentrationsprobleme • Motivationsverlust • Schlafstörungen (werden in der nächsten Sitzung besprochen)	
Zusammenhang: Gedanken – Gefühle – Handlung	
Körperübung zur Einführung T Ich möchte Sie einladen, eine Körperübung mit mir zu machen. Stehen Sie dazu bitte auf und nehmen Sie eine depressive Körperhaltung ein, d. h. Schultern und Kopf hängen lassen, Blick nach unten gerichtet. Der gesamte Körper ist träge und schlaff und fühlt sich sehr schwer an. Gehen Sie in dieser Haltung einige Schritte im Raum umher. Und nun sagen Sie: „Mir geht es gut, ich bin glücklich!“ Danach bittet der Therapeut alle Teilnehmer wieder in den Kreis und führt den zweiten Teil der Körperübung ein. T Nun bitte ich Sie, eine aufrechte Körperhaltung einzunehmen, wie wenn ein Faden Ihren Körper nach oben hin strecken würde. Gehen Sie nun mit erhobenem Kopf und aufrechtem Körper einige Schritte durch den Raum! Strecken Sie dabei die Brust nach vorne und richten Sie den Blick geradeaus. Sagen Sie nun: „Mir geht es schlecht, ich bin sehr traurig!“ Danach setzten sich alle wieder auf ihre Plätze.	Leiten Sie die Übung an und machen Sie dabei mit. Möglicherweise haben die Teilnehmer anfangs Hemmungen, eine Körperübung mitzumachen. Erklären Sie, dass es sinnvoll und hilfreich ist, da sich die Bedeutung der Übung noch erklären wird.
T Welchen Unterschied haben Sie gespürt? Wie haben Sie sich jeweils gefühlt?	Freier Austausch

Inhalt der Sitzung	Anmerkungen für den Therapeuten
T In der ersten „depressiven“ Körperhaltung ist kein Kontakt zu den anderen möglich. In dieser niedergedrückten Haltung mit nach unten gerichtetem Blick ist es schwierig, zu sagen: „Ich bin glücklich/zufrieden!“ Gefühle der Niedergeschlagenheit, Lustlosigkeit und Schwere sind für diese Körperhaltung typisch. Ganz anders jedoch in der aufrechten Körperhaltung, in der Sie (Blick-)Kontakt zur Umwelt hatten und somit die Menschen um sich wahrgenommen, vielleicht Blicke oder mehr ausgetauscht haben. In dieser offenen und aufrechten Körperhaltung ist es schwierig zu sagen: „Ich bin traurig und niedergeschlagen.“ Diese Übung zeigt uns auf recht einfache Weise, wie unser Verhalten unsere Gefühle und auch unsere Gedanken beeinflusst. Darstellen lässt sich dieser Zusammenhang sehr gut in Form eines Dreiecks.	Sinn der Körperübung
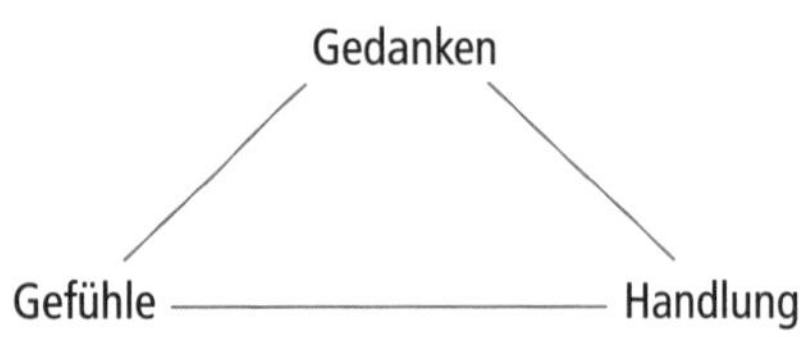 **Abb. 9-1** Zusammenhangsdreieck	Zeichnen Sie die Abbildung auf das Flipchart. Erläutern Sie den Zusammenhang an individuellen Beispielen der Teilnehmer.
T Menschen lernen, auf eine bestimmte Art zu denken, zu fühlen und zu handeln. Diese menschlichen Fähigkeiten beeinflussen sich gegenseitig. Indem wir lernen, welche Gedanken und Handlungen unsere Gefühle beeinflussen, können wir z. B. auch mehr Kontrolle über unsere Gefühle bekommen. Um zu lernen, wie wir Gedanken und Verhalten verändern können, müssen wir verstehen, was vor, während und auch nach dem Verhalten passiert. Zusammen mit den Teilnehmern werden Beispiele erarbeitet, die die Teilnehmer aus ihrem Alltag kennen und die den Zusammenhang deutlich machen.	

Inhalt der Sitzung	Anmerkungen für den Therapeuten
T Kennen Sie so etwas auch von sich? Können Sie konkrete Beispiele von sich nennen?	Freier Austausch
T Wie Sie in der anfänglichen Körperübung selbst erlebt haben, können sich Verhalten, Gefühle und Gedanken gegenseitig negativ beeinflussen. Bei einer Depression oder depressiven Verstimmungen kommt es dabei häufig zu einer Art Strudel oder Sog, der den Betroffenen mehr und mehr nach unten zieht.	

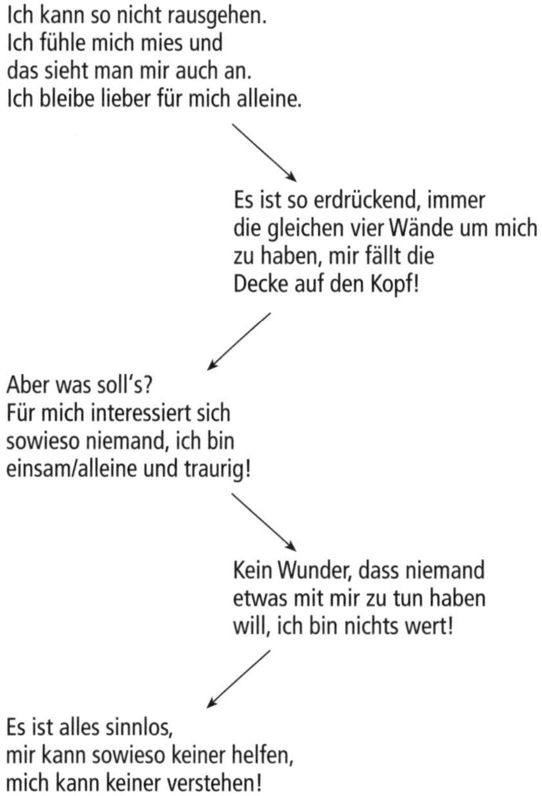

Abb. 9-2 Abwärtsspirale

Zeichnen Sie die Abwärtsspirale auf das Flipchart und berücksichtigen Sie individuelle Beispiele der Teilnehmer. Zeigen Sie dabei Denkfehler auf, die im Zusammenhang mit Depression häufig auftreten. Beispiele dafür sind:

- *Übertreibungen:* „Das schaffe ich nie", „Das ist ganz furchtbar" …
- *Negative Verallgemeinerungen:* „Mich mag sowieso keiner", „Nie gelingt mir etwas" …
- *Selbstvorwürfe:* „Ich bin an allem schuld" …
- *Pessimismus:* „Es geht sowieso alles schief!" …
- *Positives ignorieren:* Nur negative Dinge prägen sich ein …
- *Eigene Erfolge nicht sehen:* „Das war ja nur Glück, dass ich das geschafft habe!" …

Typische Denkfehler beinhalten Abwertungen, Selbstzweifel und eine negative Sicht der Lebenssituation.
Sie werden dadurch aber nicht realistischer, denn sie sind häufig unangemessen.

Inhalt der Sitzung	Anmerkungen für den Therapeuten
Zusammen mit den Teilnehmern werden die Symptome einer Depression erarbeitet. **T** Der Zusammenhang dieser drei Ebenen kann auch in einer positiven Richtung genutzt werden. Bei unserer anfänglichen Übung haben Sie gemerkt, dass Sie mit aufrechtem Gang ein besseres Gefühl hatten. So kann der Abwärtsspirale eine Aufwärtsspirale gegenübergestellt werden.	Beziehen Sie zur Veranschaulichung das Zusammenhangsdreieck ein.
Ich fühle mich besser! Es war schön, andere Menschen auf der Straße zu sehen und aus meinen vier Wänden rauszukommen. Das kurze Gespräch im Laden hat mir so gutgetan! Ich gehe nach draußen und mache den Einkauf. Dadurch sehe und höre ich endlich einmal wieder andere Menschen. Obwohl ich überhaupt nicht daran glaube, dass mir ein Spaziergang guttut, werde ich mich heute doch überwinden und nach draußen gehen. Vielleicht kann ich dabei auch gleich den Einkauf besorgen. Es ist alles sinnlos, ich bin so einsam und traurig; immer sitze ich nur zu Hause! **Abb. 9-3** Aufwärtsspirale	Zeichnen Sie die Aufwärtsspirale auf das Flipchart. Integrieren Sie dabei individuelle Beispiele der Teilnehmer.
T Haben Sie bei sich diese Erfahrungen gemacht? Was hilft Ihnen in traurigen/einsamen Situationen?	Schreiben Sie die Beiträge der Teilnehmer auf das Flipchart und ergänzen Sie diese mit weiteren Hilfsmöglichkeiten.

Inhalt der Sitzung	Anmerkungen für den Therapeuten
Wege aus der Depression/depressiven Verstimmung • Klare Tagesstruktur (morgens aufstehen, sich „aufraffen“, auch wenn es schwierig ist) • Sich selbst belohnen (kleine Freuden bereiten, ins Kino gehen, in ein Café setzen) • Aktiv sein (spazieren gehen, Fahrrad fahren, Freunde und Bekannte besuchen oder einladen …) • Negative Denkmuster ändern (z. B. mithilfe der STOP-Methode: wenn sich ein negativer Gedanke festsetzt oder verselbstständigt, ein inneres STOP-Schild vorstellen, das den Gedankensog aufhält) • Steigerung positiver Gedanken: Karten mit positiven Gedanken beschriften; über den Tag hinweg immer wieder eine Karte ziehen, um sich daran zu erinnern, was guttut, oder positive Eigenschaften in Erinnerung rufen; versuchen, sich immer wieder neue positive Gedanken einfallen zu lassen • Leistung und all das, was geschafft wurde, anerkennen; sich „auf die Schulter klopfen“ und zu sich sagen: „Das habe ich gut gemacht!“ • Zeit, in der über die eigene Lebenssituation gegrübelt wird, begrenzen; sich bewusst eine halbe Stunde dafür täglich Zeit nehmen, danach wieder bewusst positiven Dingen Zeit widmen • …	
Fragen	Offene Fragen der Teilnehmer – Was hat sich aus der Stunde ergeben? Gibt es offene Fragen aus der 1. Stunde?

Inhalt der Sitzung	Anmerkungen für den Therapeuten
Kernaussage T Gedanken, Gefühle und Handlungen sind nicht unabhängig voneinander, sondern beeinflussen sich gegenseitig, d. h., mit Ihren Handlungen können Sie durchaus Ihre Gedanken und Gefühle beeinflussen. Indem Sie für sich angenehme Dinge tun und aktiv werden, können Sie das Grübeln bzw. das ständige Nachdenken und die tiefe Traurigkeit verändern. Wichtig dabei ist, dass Sie sich, auch wenn es Ihnen schwerfällt, aufraffen und aktiv werden (z. B. spazieren gehen …). T Was nehmen Sie aus dieser Stunde mit nach Hause?	
Übung und Verteilen der Infomaterialien T Als Übung für die kommende Woche möchte ich Ihnen gerne Folgendes mitgeben: Schreiben Sie sich Karten mit positiven Eigenschaften und Fähigkeiten, die Sie besitzen, oder Dinge, die Ihnen guttun, auf und ziehen Sie mehrmals täglich eine Karte. Machen Sie dies täglich und ergänzen Sie Ihr Kartenrepertoire, wenn Ihnen etwas Neues einfällt. Falls es Ihnen anfangs schwerfallen sollte, fragen Sie nahestehende Menschen, was sie an Ihnen schätzen. Dies kann hilfreich sein, wieder einen realistischen und wertschätzenden Blick auf sich selbst zu bekommen. Bringen Sie beim nächsten Mal Ihre Karten mit. Wir heften diese dann an die Wand. T Wer gibt nächste Sitzung eine kurze Wiederholung?	Teilen Sie die folgenden Unterlagen aus: • *Infoblatt*: Depression – tauchen Sie wieder auf (S. 103) • *Übungsblatt*: Depression – tauchen Sie wieder auf (S. 105)
Abschlussblitzlicht mit „Wort weitergeben"	Achten Sie auf die zeitliche Begrenzung und das „Wort weitergeben".

Infoblatt

Zusammenhang Gedanken – Gefühle – Handlung

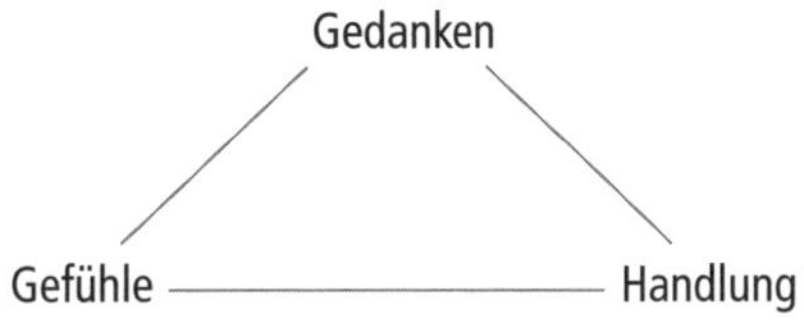

Abb. Zusammenhangsdreieck

Gedanken, Gefühle und Handlungen existieren **nicht isoliert** voneinander, sondern **beeinflussen sich gegenseitig**. Das bedeutet: Mit meinen Handlungen kann ich durchaus meine Gedanken und Gefühle beeinflussen.

Menschen lernen, auf eine bestimmte Art zu denken, zu fühlen und zu handeln. Diese menschlichen Fähigkeiten beeinflussen sich gegenseitig. Indem wir lernen, welche Gedanken und Handlungen unsere Gefühle beeinflussen, können wir auch mehr Kontrolle über unsere Gefühle erhalten.

Symptome einer Depression

- **Interessensverlust** (Dinge, die zuvor Spaß gemacht haben, machen keine Freude mehr)
- **Schwierigkeiten** bei der Erledigung **alltäglicher Tätigkeiten**
- **Konzentrationsprobleme**
- **Motivationsverlust**
- **Schlafstörungen**

Wege aus der Depression/depressiven Verstimmung

Indem ich für mich **angenehme Dinge** tue und **aktiv werde,** kann ich das Grübeln/ständige Nachdenken und die tiefe Traurigkeit beeinflussen. Dabei ist wichtig, dass ich mich, auch wenn es mir schwerfällt, aufraffe und aktiv werde. Die folgenden Punkte können hilfreich sein:

- **Klare Tagesstrukturierung** (morgens aufstehen, sich „aufraffen“, auch wenn es schwierig ist)
- **Sich selbst belohnen** (kleine Freuden bereiten, ins Kino gehen, in ein Café setzen)
- **Aktiv sein** (spazieren gehen, Fahrrad fahren, Freunde und Bekannte besuchen oder einladen …)
- **Negative Denkmuster ändern** (z. B. mithilfe der STOP-Methode: wenn sich ein negativer Gedanke festsetzt oder verselbstständigt, ein inneres STOP-Schild vorstellen, das den Gedankensog aufhält)

- **Steigerung positiver Gedanken** (Karten mit positiven Gedanken beschriften, über den Tag hinweg immer wieder eine Karte ziehen, um sich daran zu erinnern, was guttut, oder positive Eigenschaften in Erinnerung rufen und versuchen, sich immer wieder neue positive Gedanken einfallen zu lassen)
- **Steigerung positiver Gedanken durch Selbstbelohnung** (Leistung und all das, was geschafft wurde, anerkennen, sich „auf die Schulter klopfen" und zu sich sagen: „Das habe ich gut gemacht!")
- **Begrenzung der Zeit, in der über die eigene Lebenssituation gegrübelt wird** (sich bewusst eine halbe Stunde dafür täglich Zeit nehmen, danach wieder bewusst positiven Dingen widmen)

Individuelle Hilfen

- __________________________________
- __________________________________
- __________________________________
- __________________________________
- __________________________________
- __________________________________

Übungsblatt

Übung für die kommende Woche

Schreiben Sie sich **Karten mit positiven Eigenschaften und Fähigkeiten**, die Sie besitzen, oder Dingen, die Ihnen guttun.

Ziehen Sie mehrmals täglich eine Karte. Machen Sie dies täglich und ergänzen Sie Ihr Kartenrepertoire, wenn Ihnen etwas Neues einfällt. Falls es Ihnen anfangs schwerfallen sollte, fragen Sie nahestehende Menschen, was sie an Ihnen schätzen.

Bringen Sie Ihre Karten in die nächste Gruppensitzung mit.

Hier können Sie Ihre Erfahrungen aufschreiben:

Schlafstörungen – entspannen Sie sich

Modul 10

Inhalt der Sitzung	Anmerkungen für den Therapeuten
Begrüßung der Teilnehmer	
Blitzlichtrunde mit „Wort weitergeben"	Achten Sie auf die zeitliche Begrenzung und das „Wort weitergeben".
Wiederholung der letzten Sitzung durch einen Teilnehmer	Bestärken Sie die Teilnehmer bei Unsicherheiten.
Besprechung der Übung T In der letzten Sitzung haben wir, wie Frau/Herr … für uns gerade wiederholt hat, über den Zusammenhang von Gedanken, Gefühlen und Handlungen gesprochen. Als Übung sollten Sie in dieser Woche darauf achten, was Ihnen guttut. Welche Hilfen haben Sie für sich gefunden? Haben Sie entdeckt, dass Sie durch Ihr Verhalten Ihre Gefühle und Gedanken beeinflussen können? Haben Sie Karten mit positiven stärkenden Gedanken mitgebracht? Welche Auswirkungen hatte dies auf Ihre Befindlichkeit? Teilnehmer werden eingeladen, ihre Eindrücke kurz zu schildern.	Helfen Sie, wenn Unklarheiten entstanden sind.
T Ich möchte Sie bitten, Ihre Karten an das Flipchart zu heften und einen Ihrer positiven Gedanken vorzulesen.	Unterstützen Sie die Teilnehmer beim Anbringen der Karten an das Flipchart.
Überblick über den Inhalt der Stunde T Heute werden wir über ein Thema sprechen, das fast alle von Ihnen betrifft: Schlafstörungen. Zuerst werden wir versuchen, herauszubekommen, wie es dazu kommt und ob es möglicherweise Verhaltensweisen gibt, die Ihre Schlafstörungen fördern. Es ist wichtig, darüber zu sprechen, ob es Möglichkeiten der Beeinflussung gibt und wie Sie Ihre Schlafstörungen kontrollieren können.	
Einstieg in den Themenkomplex „Schlafstörungen – entspannen Sie sich"	

Inhalt der Sitzung	Anmerkungen für den Therapeuten
T Wie geht es Ihnen mit Ihrem Schlaf? Haben Sie Schlafprobleme? Wenn ja, in welcher Form?	Freier Austausch

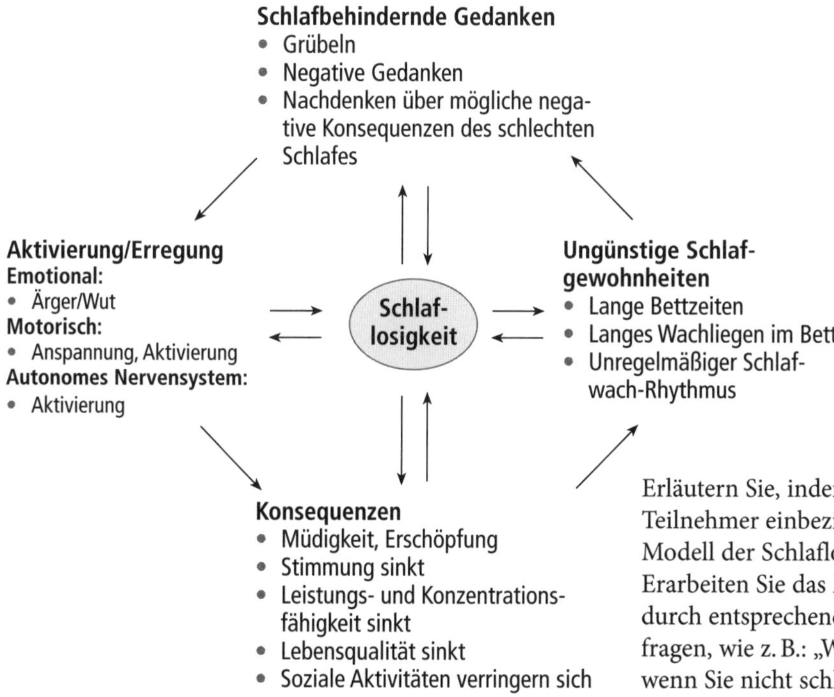

Abb. 10-1 Modell der Schlaflosigkeit (nach Backhaus u. Riemann 1996)

Erläutern Sie, indem Sie die Teilnehmer einbeziehen, das Modell der Schlaflosigkeit. Erarbeiten Sie das Modell durch entsprechendes Nachfragen, wie z. B.: „Was passiert, wenn Sie nicht schlafen können? Woran denken Sie? Was geht Ihnen durch den Kopf?" Es ist *nicht* hilfreich, das Modell auf das Flipchart zu zeichnen. Es würde die Teilnehmer verwirren. Es soll Ihnen vielmehr als Hilfe dienen, um gezielt nach den einzelnen Bereichen zu fragen. Ziel ist, dass die Teilnehmer auch hier das Zusammenwirken von Gedanken, Gefühlen und Handlungen erkennen und damit die Möglichkeit der Beeinflussung.

Inhalt der Sitzung	Anmerkungen für den Therapeuten
Erläuterung des Schlaf-wach-Rhythmus T Im Folgenden möchte ich mit Ihnen besprechen, was man unter einem Schlaf-wach-Rhythmus versteht und wie wichtig es ist, diesen einzuhalten. Stellen wir uns den Tag als einen Kreis vor: Es gibt eine Zeit zum Schlafen und eine Zeit zum Wachsein.	Schlaf-wach-Rhythmus
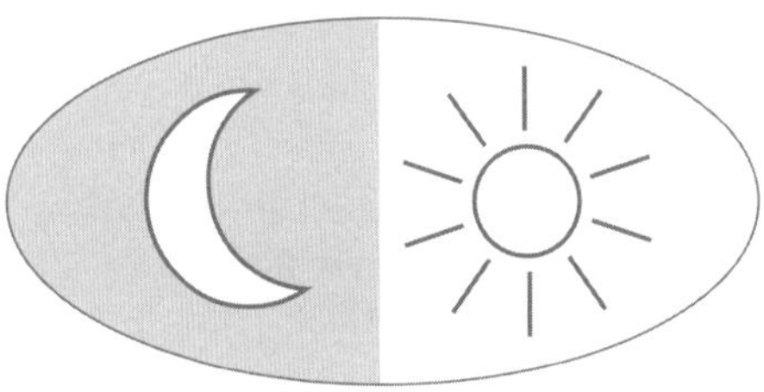 **Abb. 10-2** Schlaf-wach-Rhythmus	Zeichnen Sie den Tag als Kreis auf das Flipchart und erläutern Sie daran den Schlaf-wach-Rhythmus.
T Für die meisten Menschen sind 6–8 Stunden Schlaf ausreichend. Bei vielen von Ihnen ist der Schlaf-wach-Rhythmus durcheinander! Wichtig ist es, dass Sie Ihren persönlichen Rhythmus wiederfinden und diesen einhalten. Dazu gehört auch, dass Sie sich nicht tagsüber schlafen legen, auch wenn das eine natürliche Reaktion ist. Denn häufig ist es so, dass Menschen mit Schlafstörungen sehr müde sind, weil sie nachts nicht oder nur sehr schlecht schlafen konnten. Es wird dann jedoch immer schwieriger, den Schlaf-wach-Rhythmus beizubehalten. Es ist ganz entscheidend und wichtig, dass Sie sich Ihren Schlaf für die Nacht aufheben!	
T Wie gehen Sie mit Ihren Schlafproblemen um? Haben Sie Strategien, die Ihnen dabei helfen?	Sammeln Sie die Beiträge der Teilnehmer am Flipchart und ergänzen Sie diese mit weiteren schlaffördernden Verhaltensweisen.

Inhalt der Sitzung	**Anmerkungen für den Therapeuten**
Gemeinsames Erarbeiten: • Das Bett nur zum Schlafen nutzen – wenn man nicht mehr schlafen kann, aufstehen • Vor dem Schlafengehen/am Abend keine Aufregung, wie aufregende Filme/Bücher, laute Musik … • Jeden Tag zur gleichen Zeit ins Bett gehen • Keinen Alkohol • Keinen Kaffee/schwarzen Tee • Kein schweres/fettes Essen vor dem Schlafengehen, mind. zwei Stunden vor dem Zubettgehen essen • Abendliches Ritual einführen – Schlaftee trinken, Kerze anzünden, ein entspannender Spaziergang … • …	
Fragen	Offene Fragen der Teilnehmer – Was hat sich aus der Stunde ergeben? Gibt es offene Fragen aus der 1. Stunde?
Kernaussage T Mit bestimmten Hilfsmitteln, wie stets zur gleichen Zeit schlafen gehen, kein Kaffee nach 14 Uhr, kein Alkohol, keine Aufregung vor dem Zubettgehen usw., kann ich meinen Schlaf positiv beeinflussen. T Was nehmen Sie aus dieser Stunde mit nach Hause?	

Inhalt der Sitzung	**Anmerkungen für den Therapeuten**
Übung und Verteilen der Infomaterialien T Bis zur nächsten Woche achten Sie bitte auf Ihren Schlaf. Versuchen Sie herauszufinden, was Ihnen bei Schlafstörungen hilft. Welche der heute besprochenen Strategien sind bei Ihnen persönlich erfolgreich? Eventuell finden Sie auch neue Dinge, die Ihnen helfen, wenn Sie nachts nicht schlafen können. Versuchen Sie darauf zu achten, was Ihnen guttut. Zudem möchte ich Sie bitten, dass Sie ein Ruhebild für sich entwickeln. Dies kann ein Ort oder eine Situation sein, die real ist, es kann aber auch ein Ort Ihrer Phantasie sein. Wichtig dabei ist, dass Sie sich an diesem Ort wohl, entspannt und sicher fühlen. Vielleicht können Sie in der nächsten Woche ein Bild mitbringen, welches beruhigend auf Sie wirkt. Das kann eine Postkarte, ein Ausschnitt aus einer Zeitung oder auch eine Zeichnung Ihres Phantasieorts sein. T Wer gibt nächste Sitzung eine kurze Wiederholung?	Teilen Sie die folgenden Unterlagen aus: • *Infoblatt*: Schlafstörungen – entspannen Sie sich (S. 111) • *Übungsblatt*: Schlafstörungen – entspannen Sie sich (S. 112)
Entspannungsübung: Progressive Muskelrelaxation oder Bauchatemübung	Leiten Sie die Übung an (Vorlagen: Anhang S. 168, 171). Falls es die Zeit nicht erlaubt, bei der Progressiven Muskelrelaxation die ganze Übung durchzuführen, können Sie diese kürzen und zur Demonstration nur die Arme und Gesichtsmuskulatur an- und entspannen.
Abschlussblitzlicht mit „Wort weitergeben"	Integrieren Sie in das Abschlussblitzlicht eine Rückmeldung zur Entspannungsübung. Achten Sie auf die zeitliche Begrenzung und das „Wort weitergeben".

Infoblatt

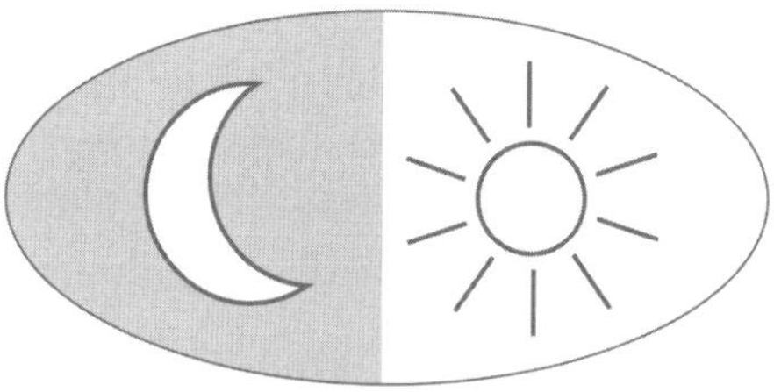

Abb. Schlaf-wach-Rhythmus

Der Tag und der damit verbundene Schlaf-wach-Rhythmus können als Kreis betrachtet werden: Es gibt eine **Zeit zum Schlafen** und eine **Zeit zum Wachsein**. Für die meisten Menschen sind 6–8 Stunden Schlaf ausreichend. Wichtig ist es, diesen Rhythmus einzuhalten und sich nicht tagsüber schlafen zu legen – **Sie sollten sich Ihren Schlaf für die Nacht aufheben!**

Häufige Probleme:

- Ein- und Durchschlafstörungen
- Albträume

Was hilft bei Schlafstörungen?

- Das **Bett nur zum Schlafen nutzen** – wenn man nicht mehr schlafen kann, aufstehen
- Bei Albträumen: **Bett verlassen**, ein Glas **Wasser trinken**, sich bewusst werden, dass es nur ein Traum war
- Vor dem Schlafengehen bzw. am Abend **keine Aufregung**, wie aufregende Filme/Bücher, laute Musik usw.
- **Jeden Tag zur gleichen Zeit ins Bett** gehen
- Menschen brauchen unterschiedlich viel Schlaf, **6–8 Stunden** sind meist a**usreichend**
- **Kein Alkohol**
- **Keinen Kaffee/schwarzen Tee trinken**
- **Kein schweres/fettes Essen** vor dem Schlafengehen (mind. 2 Stunden vor dem Zubettgehen essen)
- **Abendliches Ritual** einführen: z. B. Schlaftee trinken, Kerzen anzünden

Übungsblatt

Übungen für die kommende Woche

1. Achten Sie auf Ihren Schlaf. Versuchen Sie herauszufinden, was Ihnen bei Schlafstörungen hilft. Welche der heute besprochenen Strategien sind bei Ihnen persönlich erfolgreich? Eventuell finden Sie auch neue Dinge, die Ihnen helfen, wenn Sie nachts nicht schlafen können. Versuchen Sie, darauf zu achten, was Ihnen guttut.

Hier können Sie Ihre **persönlichen Hilfsstrategien** für einen gesunden Schlaf aufschreiben:

____

____

____

____

____

2. Entwickeln Sie ein Ruhebild. Dies kann ein Ort oder eine Situation sein, die real ist, es kann aber auch ein Ort sein, der nur in Ihrer Phantasie existiert. Wichtig dabei ist, dass Sie sich an diesem Ort wohl, entspannt und sicher fühlen.

Bringen Sie in die nächste Sitzung ein Bild Ihres Ruheortes mit: ein Foto, ein Zeitungsausschnitt, ein selbst gemaltes Bild oder auch eine Beschreibung.

Hier haben Sie Platz, um Ihr Ruhebild zu beschreiben:

____

____

____

____

____

____

Angst – nur Mut

Modul 11

Inhalt der Sitzung	Anmerkungen für den Therapeuten
Begrüßung der Teilnehmer	
Blitzlichtrunde mit „Wort weitergeben"	Achten Sie auf die zeitliche Begrenzung und das „Wort weitergeben".
Wiederholung der letzten Sitzung durch einen Teilnehmer	Bestärken Sie die Teilnehmer bei Unsicherheiten.
Besprechung der Übung T Frau/Herr … hat uns gerade noch einmal einen sehr guten Überblick über das Thema Schlafstörungen und welche Möglichkeiten es gibt, damit umzugehen, gegeben. Als Übung sollten Sie in dieser Woche darauf achten, ob und womit Sie Ihren Schlaf beeinflussen und mit welchen Hilfsmitteln Sie Ihre Schlafprobleme kontrollieren können. Wie war Ihre Erfahrung damit? Haben Sie auch neue schlaffördernde Strategien für sich entdeckt? Teilnehmer werden eingeladen, ihre Eindrücke kurz zu schildern.	Helfen Sie, wenn Unklarheiten entstanden sind.
Überblick über den Inhalt der Stunde T Das Thema unserer heutigen Sitzung ist „Angst". Wir wollen gemeinsam besprechen: Warum haben wir dieses Gefühl? Gibt es einen Sinn von Angst? Außerdem werden wir die Angst von verschiedenen Seiten betrachten: Wie äußert sie sich? Warum haben wir das Gefühl, dass sich die Angst verselbstständigt? Und schließlich soll es auch darum gehen, wie man aus dem Teufelskreis der Angst ausbrechen kann.	
Einstieg in den Themenkomplex „Angst – nur Mut" T Zum Einstieg in unser heutiges Thema möchte ich Sie bitten, sich über folgende Fragen Gedanken zu machen: T Wie erleben Sie das Thema Angst? Was macht Ihnen besonders Angst? Was passiert mit Ihnen, wenn Sie Angst haben?	

Inhalt der Sitzung	Anmerkungen für den Therapeuten
T Lassen Sie uns zuerst die letzte dieser Fragen genauer betrachten: Was passiert bei Angst? Was geht in Ihnen vor? Welche Veränderungen nehmen Sie wahr? Mit Teilnehmern gemeinsam erarbeiten: • Körperliche Veränderungen – Hände werden feucht – Blutdruck steigt – Schwitzen oder frieren – Schneller Atem – Herzklopfen – Muskelanspannung – Zittern – Stechen oder Hämmern in der Brust – Kloß im Hals – Wackelige Knie – Gefesselt fühlen – Kribbeln in den Beinen – Schwindel – Übelkeit – Durchfall oder Harndrang • Gefühle – Sich verlassen fühlen – Kein Zeitempfinden – Angespannt sein – Sich unter Druck gesetzt fühlen – Evtl. Gefühl der Panik – Unsicherheit – Nervosität • Gedanken – Angst, etwas Schlimmes könnte passieren – Angst, man könnte die Kontrolle verlieren – Es fällt schwer, sich zu konzentrieren • Verhaltensebene – Fluchtverhalten (weglaufen wollen) – „Totenstarre“ – Vermeiden bestimmter Situationen – Mut antrinken – Beruhigungsmittel ohne Absprache mit dem Arzt einnehmen	Sammeln Sie die Beiträge der Teilnehmer am Flipchart und ordnen Sie diese den folgenden Kategorien zu: körperliche Veränderungen, Gefühle, Gedanken, Verhaltensebene. Zur visuellen Unterstützung können Sie die Liste mit entsprechenden Symbolen ergänzen.

Inhalt der Sitzung	Anmerkungen für den Therapeuten
T Wir haben hier die Symptome der Angst aufgelistet. Es stellt sich nun jedoch die Frage: Warum verspüren wir Angst? Können Sie einen Sinn darin sehen, dass wir Menschen fähig sind, Angst zu empfinden?	Kurzer freier Austausch
T Betrachten wir die Angst einmal aus einer anderen Perspektive: Angst ist ein normales menschliches Phänomen. Dieses Gefühl ist überlebensnotwendig für uns und dient uns als Schutzfunktion, denn Angst signalisiert Gefahr. Angst kann Fluchtimpulse auslösen, wie z. B. bei der Maus, die vor der Katze flieht. Oder Angst lässt erstarren. Die Maus stellt sich vor dem Mäusebussard tot. Stellen Sie sich vor, Sie würden keine Angst verspüren – was wäre dann? Gefährlich wird es, wenn die Angst sich verselbstständigt und ohne äußeren Reiz oder Gefahr signalisiert wird. In den letzten beiden Sitzungen, in denen wir über Depressionen und Schlafstörungen gesprochen haben, sind wir immer wieder auf den Zusammenhang von Gedanken, Gefühlen und Verhalten gekommen. Auch bei der Angst gibt es diesen Zusammenhang zwischen Gedanken, Gefühlen und Verhalten.	Angst als lebensnotwendiges Gefühl
T Bei der „gesunden Angst“ ist es folgendermaßen: Sie sehen z. B. ein gefährliches Tier (das ist ein äußerer Reiz). Ihr Körper reagiert mit Zittern, Ihnen wird warm, Ihr Herz rast. Sie empfinden Angst und versuchen zu fliehen. Die Angst wurde in diesem Beispiel durch einen äußeren Reiz, das gefährliche Tier, ausgelöst.	Gesunde Angst

Inhalt der Sitzung	Anmerkungen für den Therapeuten
T Bei der „ungesunden Angst“ ist es jedoch anders. Es gibt keinen äußeren Reiz, der die Angst verursachen könnte. Vermutlich kennen Sie dieses Phänomen: Schon der Gedanke an eine Sache, die Ihnen Angst macht, löst körperliche Reaktionen aus, wie Zittern, Herzrasen, Schwitzen. Diese Reaktionen beeinflussen das ängstliche Gefühl und führen dazu, dass Sie die angstbesetzte Sache/Situation meiden. Kurzfristig scheint dieses Vermeidungsverhalten Entlastung zu bieten, langfristig jedoch verschlimmert sich Ihre Angst dadurch noch mehr. Als Folge entwickeln Sie eine Angst vor der Angst, die sog. Erwartungsangst. Sie befürchten, die Angst könnte bis ins Endlose ansteigen. Wenn Sie die angstbesetzte Sache/Situation immer stärker vermeiden, werden Sie nie entdecken können, dass die Angst wieder abfällt.	Ungesunde/pathologische Angst

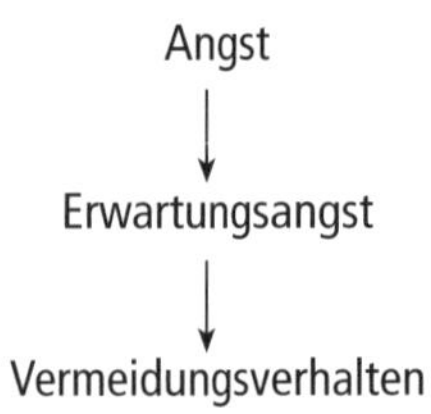

Abb. 11-1 Angstkette

Zeichnen Sie zur Veranschaulichung des Besprochenen die beschriebene Abfolge auf das Flipchart.

Inhalt der Sitzung	Anmerkungen für den Therapeuten
T Kennen Sie diese Angstkette? Haben Sie dafür Beispiele aus dem Alltag?	Freier Austausch

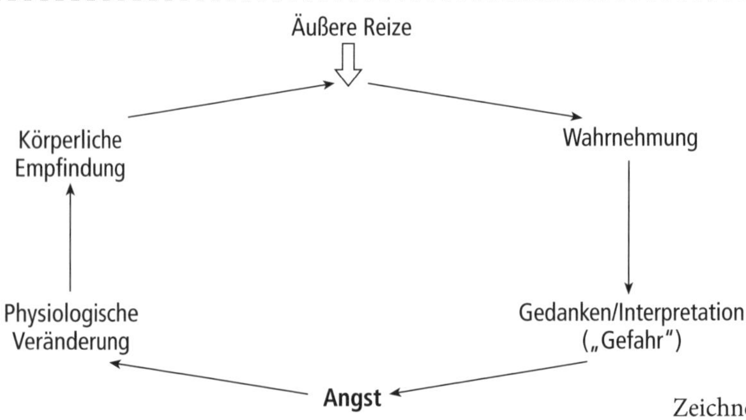

Abb. 11-2 Teufelskreis bei Angst (nach Margraf u. Schneider 1990)

Zeichnen Sie den Teufelskreis auf das Flipchart und erklären Sie diesen beim Anzeichnen Schritt für Schritt.

Inhalt der Sitzung	Anmerkungen für den Therapeuten
T Sie nehmen einen äußeren Reiz wahr, z. B. einen frei laufenden Hund. Da Sie negative Erfahrungen mit Hunden gemacht haben, kommen Ihnen diese sofort in Erinnerung und der Hund symbolisiert für Sie Gefahr. Dies hat zur Folge, dass Sie Angst empfinden. Diese äußert sich auch auf körperlicher Ebene, wie wir zu Beginn der Sitzung besprochen haben: Sie bekommen Schweißausbrüche, schwitzen, Ihre Hände und Knie beginnen zu zittern. Sie nehmen die Veränderungen an Ihrem Körper wahr, interpretieren Sie als gefährlich und die Angst steigt. Der Angstkreis kann an jedem Punkt ansetzten und in einen Teufelskreis münden.	Durch das schrittweise Aufzeigen der Angstmechanismen wird den Teilnehmern der Zusammenhang zwischen Gedanken, Gefühlen und körperlichen Reaktionen (wie schon bei Modul 9: Depression – tauchen Sie wieder auf) erneut deutlich gemacht.
T Was befürchten Sie, könnte schlimmstenfalls passieren, wenn Sie in der Angstsituation bleiben und nicht fliehen? **T** Die häufigste Angst ist, dass die Angst ins „Endlose“ ansteigt.	
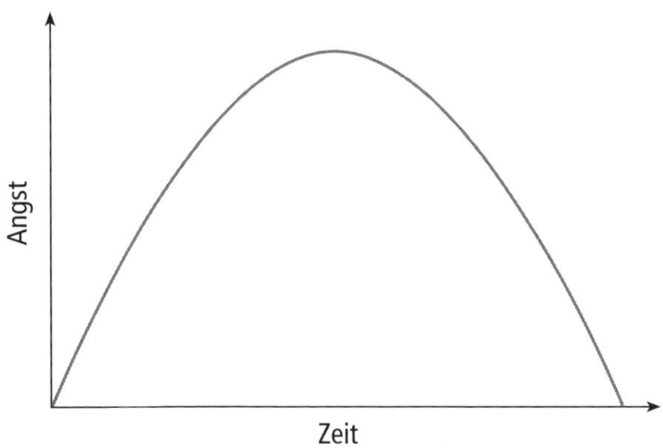 **Abb. 11-3** Verlaufskurve der Angst	Zeichnen Sie die Verlaufskurve der Angst an den Flipchart und erläutern Sie sie.
T Ihre Angst steigt nicht bis ins Endlose an, sondern geht wieder zurück. Es ist wie bei anderen Gefühlen auch. Wir haben nun gemeinsam die Angst und ihre Auswirkungen betrachtet. Nun stellt sich natürlich noch die Frage: Was kann ich dagegen tun?	
T Was haben Sie bisher schon dagegen unternommen? Was hat Ihnen in solchen Situationen geholfen?	Sammeln Sie die Beiträge der Teilnehmer am Flipchart und ergänzen Sie diese mit weiteren Verhaltensweisen.

Inhalt der Sitzung	Anmerkungen für den Therapeuten

T Mögliche Gegenmaßnahmen sind, sich nicht auf die Angst und die damit verbundenen Körperreaktionen wie Herzrasen und Schwitzen zu konzentrieren.

Entspannung ist eine hilfreiche Strategie gegen Angst, da starke Angst häufig mit einer hohen Anspannung und einem hohen Erregungsniveau einhergeht. Angst und Entspannung sind nicht miteinander vereinbar. So kann gelungene Entspannung der Angst entgegenwirken.

Mögliche Entspannungsverfahren

- **Konzentration auf Atmung** (tiefes Bauchatmen – kann in der Gruppe ausprobiert werden): Dabei ist es wichtig, dass die Teilnehmer eine entspannte, aber konzentrierte Sitzposition einnehmen: aufrecht, das Gesäß sitzt auf der vorderen Stuhlhälfte, beide Beine haben Bodenkontakt und dienen als Erdung; bei der tiefen Bauchatmung wird bewusst durch die Nase in den Bauch eingeatmet, die Schultern sind dabei entspannt und nur die Bauchdecke wölbt sich beim Einatmen nach außen. Beim Ausatmen durch den Mund geht die Bauchdecke wieder nach innen. Als Hilfestellung kann eine Hand auf die Bauchdecke gelegt werden. Wichtig bei dieser Übung ist, dass der gesamte Oberkörper entspannt ist (v. a. die Schultern heben sich nicht beim Ein- und Ausatmen).
- **Progressive Muskelrelaxation:** Diese Entspannungsübung vermittelt, wie sich Muskeln in angespanntem und entspanntem Zustand anfühlen. Dafür wird eine bestimmte Muskelpartie, z. B. die linke Faust und der linke Arm, für einige Sekunden bewusst und intensiv angespannt – die Anspannung wird aufmerksam wahrgenommen, nach einigen Sekunden wird die Anspannung losgelassen, um die gegensätzliche Entspannung wahrzunehmen. Dies kann mit allen Muskeln in den verschiedenen Körperregionen (Füße, Beine, Gesäß, Bauch, Rücken, Schultern, Arme, Stirn und Gesicht) durchgeführt werden. Bei regelmäßigem Üben (möglichst täglich) fällt es immer leichter, sich in einen entspannten Zustand zu versetzen. Es gibt viele CDs, die diese Entspannungstechnik anleiten und mit entsprechender Musik gestalten. Gerade wenn die Angst hochkommt, kann dieses Wechselspiel aus An- und Entspannung sehr hilfreich sein.

Inhalt der Sitzung	Anmerkungen für den Therapeuten
• **Meditation:** Das Bewusstsein auf das Hier und Jetzt lenken. Kleine Meditationen sind auch die kleinen Momente und Freuden des Alltags bewusst wahrzunehmen (wie z. B. das Singen der Vögel, der Duft und die Farben der Blumen, das Tanzen der Blätter im Wind, das beruhigende Weiß einer Winterlandschaft …). Weitere Hilfen, um gegen die Angst vorzugehen, sind: • **Gefühle aussprechen:** Das Gespräch mit einem nahestehenden Menschen oder einem Mensch des Vertrauens (wie Arzt, Seelsorger …) kann helfen, sich von belastenden Gedanken und Gefühlen zu befreien. • **Psychotherapie:** In manchen Fällen, wenn die Angst zu viel Raum einnimmt, kann eine Psychotherapie Entlastung bieten. • **Medikamente:** Das gezielte Einsetzten von Medikamenten kann durchaus auch hilfreich sein; dabei ist es jedoch wichtig, die Einnahme mit dem Arzt abzusprechen und nicht eigenmächtig Beruhigungsmittel zu nehmen.	
Fragen	Offene Fragen der Teilnehmer – Was hat sich aus der Stunde ergeben? Gibt es noch offene Fragen aus der 1. Stunde?
Kernaussage T Angst ist ein Schutzmechanismus unseres Organismus mit Auswirkungen auf verschiedene Bereiche: Körper, Verhalten, Gefühle, Gedanken. Gefährlich wird die Angst dann, wenn sie sich verselbstständigt oder situationsunabhängig auftritt und damit das Leben einschränkt und stark belastet. Es ist wichtig, dies und die Ursachen der Angst zu erkennen. Es gilt, den Teufelskreis der Angst zu durchbrechen! T Was nehmen Sie aus dieser Stunde mit nach Hause?	

Inhalt der Sitzung	Anmerkungen für den Therapeuten
Übung und Verteilen der Infomaterialien T Achten Sie bitte in dieser Woche darauf, was genau Ihre Angst auslöst und wodurch sie verstärkt wird. Versuchen Sie, die Angst auch einmal auszuhalten und nicht aus der Situation zu fliehen. Wir werden in der nächsten Stunde darüber sprechen, welche Erfahrungen Sie damit gemacht haben. T Wer gibt nächste Woche eine kurze Wiederholung?	Teilen Sie die folgenden Unterlagen aus: • *Infoblatt*: Angst – nur Mut (S. 121) • *Übungsblatt*: Angst – nur Mut (S. 122)
Abschlussblitzlicht mit „Wort weitergeben"	Achten Sie auf die zeitliche Begrenzung und das „Wort weitergeben".

Infoblatt

Angst äußert sich auf verschiedene Art und Weise:

- **Körperliche Symptome:** z. B. Hände zittern, Schwitzen, Herzrasen, schneller Atem, Kloß im Hals …
- **Gefühle:** Kontrolle verlieren, kein Zeitempfinden, Anspannung …
- **Gedanken:** wenn die Angst weiter ansteigt, werde ich ohnmächtig …
- **Verhalten:** weglaufen (Flucht), erstarren, „Mut antrinken" …

Angst ist eine **Schutzfunktion** für den Körper bzw. das Leben. Sie ermöglicht, gefährliche Situationen als solche zu erkennen, wenn nötig zu fliehen oder sie ganz zu meiden!

Gefährlich wird es dann, wenn die Angst sich verselbstständigt und ohne äußeren Reiz bereits Gefahr signalisiert wird! Dies belastet sehr und schränkt das Leben ein, da deswegen häufig Dinge vermieden werden!

Was hilft bei Angst? Was kann ich dagegen tun?

Auch hier hat jeder ganz individuelle Strategien, die für ihn persönlich hilfreich sind.

Hilfreich kann sein:

- Sich anderen Menschen anvertrauen
- Für Entspannung und Ruhe sorgen
- Beruhigende Musik hören
- Atemübung durchführen (ruhig und tief atmen, Hand auf Brust oder Bauch legen und Atembewegungen spüren)
- Sich bewusst machen, dass Angst auch wieder abnimmt und nicht endlos ansteigt
- Boden unter den Füßen spüren, Füße fest aufstellen
- Nicht aus der Situation fliehen – die Angst lässt nach und steigt nicht ins Endlose an
- Situationen nicht bewusst vermeiden, dadurch steigt die Angst noch weiter an
- Psychotherapie kann Entlastung bieten, wenn die Angst zu viel Raum einnimmt
- Medikamente sollten nicht eigenmächtig eingenommen werden, sondern immer nur nach Rücksprache mit Ihrem Arzt

Übungsblatt

Übung für die kommende Woche
Achten Sie auf die folgenden Fragen:
- Was löst Ihre Angst aus?
- Wodurch wird Ihre Angst verstärkt?

Versuchen Sie, die **Angst auszuhalten** und nicht aus der Situation zu fliehen.

Nachfolgend haben Sie Platz, um Ihre Erfahrungen aufzuschreiben und persönliche Hilfsstrategien aufzulisten:

Aggressionen – gehen Sie es an

Modul 12

Inhalt der Sitzung	Anmerkungen für den Therapeuten
Begrüßung der Teilnehmer	
Blitzlichtrunde mit „Wort weitergeben"	Achten Sie auf die zeitliche Begrenzung und das „Wort weitergeben".
Wiederholung der letzten Sitzung durch einen Teilnehmer	Bestärken Sie die Teilnehmer bei Unsicherheiten.
Besprechung der Übung T Das Thema der letzten Sitzung war Angst. Als Übung sollten Sie in der letzten Woche auf Ihre Angst achten: Wann tritt sie auf und wodurch verstärkt sich Ihre Angst? Haben Sie Möglichkeiten gefunden, die Ihnen helfen, Ihre Angst zu kontrollieren? Teilnehmer werden eingeladen, ihre Eindrücke kurz zu schildern.	Helfen Sie, wenn Unklarheiten entstanden sind.
Überblick über den Inhalt der Stunde T Heute werden wir uns dem Themengebiet „Aggressionen" zuwenden. Dieses Thema ist häufig mit großen Scham- und Schuldgefühlen verbunden. Wir wollen in dieser Gruppe über verschiedene Formen der Aggression sprechen, woher sie kommt und mit welchen Strategien Sie im Alltag dagegen vorgehen können.	
Einstieg in den Themenkomplex „Aggressionen – gehen Sie es an"	

Inhalt der Sitzung	Anmerkungen für den Therapeuten
T Aggression kommt aus dem Lateinischen. Das Wort „adgredi“ bedeutet „herangehen“ oder „zuwenden“. Aggression in seinem ursprünglichen Sinne ist demnach, sich einer Situation zuzuwenden, um diese richtig einschätzen und darauf angemessen und selbstbewusst reagieren zu können. Aggressionen können sich in unterschiedlichen Formen äußern, z. B. wütend/laut werden, schreien, Gegenstände beschädigen oder auch jemanden schlagen. Dabei handelt es sich um eine nach außen gerichtete Aggression. Aggression kann jedoch auch gegen sich selbst gerichtet sein. Dann äußert sie sich beispielsweise in selbstverletzendem Verhalten (Haare ausreißen, Nägel kauen, sich schneiden …). Dabei handelt es sich um ein zerstörerisches Verhalten.	Es kann für die Teilnehmer sehr befreiend sein, wenn sie in dieser Situation erstmals die Erlaubnis erhalten, über sonst sehr schambesetztes Verhalten zu sprechen und sich auszutauschen. Ermutigen Sie die Teilnehmer, offen darüber zu sprechen.
T Nun wollen wir gemeinsam betrachten, was mit Ihnen und auch Ihrem Körper in einer solchen Situation passiert.	Schildern Sie Beispiele aus dem Alltagsleben (Zusammenleben mit Partnern und Kindern; Arbeit, Behörden) und erleichtern Sie damit den Teilnehmern den Einstieg.
Gemeinsam mit den Teilnehmern werden Reaktionen/ Formen der Aggression erarbeitet: • Wütend werden und laut schreien • Andere „anschnauzen“ • Gefühl, die Kontrolle zu verlieren und zu allem bereit zu sein • Rückzug und Verbitterung • Gewalttätig gegenüber sich selbst und anderen (Kinder schlagen) • Sachbeschädigung • Scham • Weinen • Zittern • Schulderleben danach • Gefühl von Ohnmacht • …	Sammeln Sie die Beiträge der Teilnehmer zu Reaktionen und Formen von Aggression am Flipchart.

Inhalt der Sitzung	Anmerkungen für den Therapeuten
T Nicht selten treten im Zusammenhang mit Aggressionen starke Schuld- und auch Schamgefühle auf. Destruktive Wut hat ihre Konsequenzen. Sie kann Beziehungen zerstören, körperliche Folgen haben und damit Sie und andere schwächen. **T** Wie kommt es dazu?	
T Eine Möglichkeit besteht darin, dass Sie im Rahmen einer traumatischen Erfahrung Wut entwickelt haben: Wut auf die Menschen, die Ihnen das angetan haben, auf sich selbst, auf Fremde oder Ihre Familie, auf das Leben, auf Gott … Es ist nachvollziehbar, wie verwirrend, ängstigend und erschütternd es sein muss, wenn Ihr bisheriges Erleben von Beziehungen und Sinnzusammenhängen ins Wanken gerät. In einer früheren Stunde haben wir die drei Symptomgruppen der Posttraumatischen Belastungsstörung besprochen. **T** Können Sie sich daran erinnern? Welche sind dies? Gemeinsam mit den Teilnehmern werden folgende Punkte wiederholt: Intrusionen/Wiedererleben, Vermeidung, Übererregbarkeit/starke Erregung	Wut als Folge einer traumatischen Erfahrung
T In diesen letzten Symptomenkomplex „starke Erregung“ ist das Thema unserer heutigen Stunde einzugliedern. In der vierten Stunde haben wir bearbeitet, was man darunter versteht. **T** Können Sie sich erinnern? **T** Zum Symptomenkomplex „starke Erregung“ zählen: Schlafstörungen, Gefühl der ständigen Anspannung, erhöhte Schreckhaftigkeit und eben auch Wutausbrüche.	Zusammenhang zwischen dem PTBS-Symptomenkomplex Übererregung und Aggressionen

Inhalt der Sitzung	Anmerkungen für den Therapeuten
T Nach traumatischen Erlebnissen kann die Stresstoleranz sinken. Das bedeutet, dass Sie leichter reizbar oder möglicherweise auch lärmempfindlicher sind. Es kann auch bedeuten, dass Sie nicht ausreichend für sich sorgen. Bei erhöhter Reizbarkeit ist entscheidend, dass Sie frühzeitig Grenzen ziehen sollten.	Stresstoleranz nach traumatischen Erlebnissen
T Häufig werden Aggressionen durch Stresssituationen ausgelöst. Jeder Mensch wird in anderen Situationen wütend, aggressiv oder laut. Wichtig ist es, dass Sie für sich persönlich erkennen, in welchen Situationen Sie an Ihre Grenzen stoßen. Wann werden Sie laut, wütend, aggressiv, gewalttätig? Jeder muss für sich persönlich herausfinden: Welches sind die ersten Anzeichen dafür, dass ich wütend werde? Sie sollten sich sozusagen beobachten und sich dadurch besser kennenlernen.	Stresssituationen als Auslöser
T Wie ist das bei Ihnen? In welchen Situationen werden Sie wütend, laut oder versteckt aggressiv? T Es geht darum, zu verstehen, warum und in welcher Situation Sie wütend werden. Dann haben Sie die Chance, den Ärger in etwas Konstruktives zu verwandeln. Das Zulassen der zerstörerischen Seite der Aggression schädigt Sie und andere. Das Ziel besteht darin, Ihre eigenen Bedürfnisse und die der anderen im Auge zu behalten. Dazu gehört auch, sich vor Augen zu führen, was Sie mit Ihrer Wut zerstören können. Achten Sie darauf, wenn Sie verletzend werden. Holen Sie sich Rückmeldungen zu Ihrer Wut. Stellen Sie sich vor, wie es wäre, wenn Sie Ihre Aggression unter Kontrolle hätten.	Sammeln Sie die Aussagen der Teilnehmer und schreiben Sie diese auf das Flipchart.

Inhalt der Sitzung	Anmerkungen für den Therapeuten
T Gibt es etwas, was Ihnen in diesen Situationen hilft, ruhiger zu werden? T Hilfestrategien • Gönnen Sie sich eine Auszeit: Vielleicht hilft es Ihnen, wenn Sie sich zurückziehen, alleine in einen Raum oder nach draußen gehen. • Unternehmen Sie etwas, was Ihnen das Gefühl von Kontrolle wiedergibt (Aufräumen, Gartenarbeit, Internet …) • Lassen Sie sich unterstützen (z. B. Kinderbetreuung, soziale Kontakte …) • Machen Sie sich deutlich, dass es nicht in Ordnung ist, seine Wut an anderen oder sich selbst gegenüber auszuleben • Widmen Sie sich sportlichen Aktivitäten (laufen, schwimmen, walken) • Unternehmen Sie etwas Schönes (sich mit Freunden treffen, sich seinem Hobby widmen, Musik hören, ein Bad nehmen …) • Im therapeutischen Kontext können Sie daran arbeiten, zu erkennen, warum Sie wütend sind, welche Bedürfnisse dahinter stecken und wie Sie diese in Zukunft ruhig und besonnen zur Sprache bringen können • …	Schreiben Sie die Beiträge der Teilnehmer auf das Flipchart und ergänzen Sie diese mit weiteren Hilfestrategien. Eventuell ist es für Teilnehmer zuerst schwierig, Beispiele zu finden. Erleichtern Sie den Einstieg mit einigen gezielten Nachfragen.
Fragen	Offene Fragen der Teilnehmer – Was hat sich aus der Stunde ergeben? Gibt es offene Fragen aus der 1. Stunde?
Kernaussage T Aggressionen lösen häufig Scham- und auch Schuldgefühle aus. Ein erster Schritt ist, darüber zu sprechen und sich zu öffnen. Es geht darum, zu verstehen, in welchen Situationen und warum Sie wütend werden, um dadurch mehr Kontrolle über Ihre Wut zu erlangen. T Was nehmen Sie aus dieser Stunde mit nach Hause?	

Inhalt der Sitzung	Anmerkungen für den Therapeuten
Übung und Verteilen der Infomaterialien **T** Versuchen Sie sich in den nächsten Tagen genau zu beobachten: In welchen Situationen werden Sie wütend/laut/aggressiv/gewalttätig? Woran können Sie erkennen, dass Sie gleich die Kontrolle verlieren? Was können Sie tun, um sich zu beruhigen/ruhiger zu werden? Was hilft Ihnen dabei? Dies sind heute sehr viele Fragen. Suchen Sie sich eine alltägliche Situation aus, in der Sie schnell an Ihre Grenzen kommen. Gehen Sie diese Situation nach den oben gestellten Fragen systematisch durch. Auf dem Infoblatt zur heutigen Stunde finden Sie Platz, um Ihre Erkenntnisse einzutragen. **T** Wer gibt nächste Sitzung eine kurze Wiederholung?	Teilen Sie die folgenden Unterlagen aus: • *Infoblatt*: Aggressionen – gehen Sie es an (S. 129) • *Übungsblatt*: Aggressionen – gehen Sie es an (S. 131)
Abschlussblitzlicht mit „Wort weitergeben"	Achten Sie auf die zeitliche Begrenzung und das „Wort weitergeben".

Infoblatt

Aggressionen äußern sich auf unterschiedliche Art und Weise:

- Wütend werden
- Laut werden, schreien
- Gefühl, in diesem Moment zu allem bereit zu sein (anderen, aber auch sich selbst gegenüber), keine Kontrolle zu haben
- Gewalttätig gegenüber sich selbst und anderen werden
- Dinge zerstören
- Scham
- Weinen
- Zittern
- Schuldgefühle (danach oder währenddessen)

Wie äußern sich Aggressionen bei Ihnen?

- ______________________________
- ______________________________
- ______________________________
- ______________________________
- ______________________________
- ______________________________

Was können Sie in solchen Situationen tun? Wie können Sie damit umgehen?
Bei jedem Menschen sind es andere Situationen, in denen er wütend oder aggressiv wird. Wichtig ist es, zu erkennen, wann es soweit ist. Welche ersten Anzeichen deuten darauf hin, dass Sie gleich sehr laut/gewalttätig/aggressiv werden? Wenn Sie diese ersten Anzeichen bei sich erkennen, können Sie auch etwas dagegen unternehmen. Erste Anzeichen können z. B. sein: Herz schlägt schneller, Hände oder andere Körperteile verkrampfen, Wut steigt langsam.

Meine persönlichen ersten Anzeichen von Aggression

- ________________________________
- ________________________________
- ________________________________
- ________________________________
- ________________________________
- ________________________________

Wie kommen Sie zur Ruhe?

Folgende Punkte sind mögliche Hilfestellungen:

- **Gönnen Sie sich eine Auszeit** (Raum verlassen oder nach draußen gehen)
- Unternehmen Sie etwas, was Ihnen das Gefühl von Kontrolle wiedergibt (Aufräumen, Gartenarbeit …)
- Lassen Sie sich unterstützen (Kinderbetreuung, soziale Kontakte …)
- Machen Sie sich klar, dass es nicht in Ordnung ist, seine Wut an anderen oder sich selbst auszuleben
- Widmen Sie sich sportlichen Aktivitäten (laufen, schwimmen, walken …)
- **Unternehmen Sie etwas Schönes** (sich mit Freunden treffen, sich seinem Hobby widmen, Musik hören, ein Bad nehmen …)
- Im **therapeutischen Kontext** können Sie daran arbeiten, zu erkennen, warum Sie wütend sind, welche Bedürfnisse dahinter stecken und wie Sie diese in Zukunft ruhig und besonnen zur Sprache bringen können

> Auch hier gilt: Bei jedem Menschen helfen andere Strategien!
> Finden Sie Ihre persönlichen Lösungsmöglichkeiten heraus, indem Sie sich genau beobachten und verschiedene ausprobieren.

Häufig empfinden Menschen **Schuld und Scham**, wenn Sie aggressiv werden. Nicht selten passiert das gegenüber **Menschen, die einem sehr nahestehen.**

Es ist wichtig, dass Sie mit den Menschen, denen Sie Gewalt angetan haben oder gegenüber denen Sie laut geworden sind, **über** Ihr **Verhalten sprechen**, sie **um Verzeihung bitten** und auch **sich selbst verzeihen** können.

Übungsblatt

Übung für die kommende Woche

Versuchen Sie, sich in den nächsten Tagen genau zu beobachten:

- In welchen Situationen werden Sie wütend/laut/aggressiv/gewalttätig?
- Woran können Sie erkennen, dass Sie gleich die Kontrolle verlieren?
- Was können Sie tun, um sich zu beruhigen/ruhiger zu werden? Was hilft Ihnen dabei?

Suchen Sie sich eine alltägliche Situation aus, in der Sie schnell an **Ihre Grenzen** kommen. Gehen Sie diese Situation mit den oben gestellten Fragen systematisch durch.

Sie haben die Möglichkeit, hier Ihre Erkenntnisse einzutragen:

Lassen Sie sich helfen, helfen Sie sich selbst

Modul 13

Inhalt der Sitzung	Anmerkungen für den Therapeuten
Begrüßung der Teilnehmer	
Blitzlichtrunde mit „Wort weitergeben"	Achten Sie auf die zeitliche Begrenzung und das „Wort weitergeben".
Wiederholung der letzten Sitzung durch einen Teilnehmer	Bestärken Sie die Teilnehmer bei Unsicherheiten.
Besprechung der Übung T In der letzten Sitzung waren „Aggressionen" unser Thema und als Hausaufgabe sollte Sie darauf achten, in welchen Situationen Aggressionen auftreten, woran Sie erkennen, dass Sie die Kontrolle verlieren und was Sie tun können, um Ihre Wut oder Ihre Aggressionen zu reduzieren. Wie waren Ihre Erfahrungen diesbezüglich? Teilnehmer werden eingeladen, ihre Eindrücke kurz zu schildern.	Helfen Sie, wenn Unklarheiten entstanden sind.
Überblick über den Inhalt der Stunde T Das Thema der heutigen Sitzung lautet: „Lassen Sie sich helfen, helfen Sie sich selbst". Wir werden über Behandlungsmöglichkeiten sprechen: zum einen, was Sie selbst tun können, aber auch, welche Möglichkeiten der Behandlung und Hilfe Sie sich von außen holen können.	
Einstieg in den Themenkomplex „Lassen Sie sich helfen, helfen Sie sich selbst" T In den vergangenen Wochen haben wir sehr viel über Ihre Sorgen, Symptome und Probleme gesprochen. Wir haben in den einzelnen Sitzungen auch immer erarbeitet, was Sie in einzelnen Situationen tun können. Heute sprechen wir über allgemeine Behandlungsmöglichkeiten.	

Inhalt der Sitzung	Anmerkungen für den Therapeuten
T Welche Behandlungsmöglichkeiten kennen Sie?	Freier Austausch
T Die Folgen eines traumatischen Erlebnisses äußern sich auf verschiedenen Ebenen, daher ist es bei der Behandlung hilfreich, verschiedene Sinne anzusprechen.	
	Wir stellen nur eine Auswahl von therapeutischen Ansätzen vor; die Liste kann von den Therapeuten gerne ergänzt oder verändert werden (in Abhängigkeit von den Angeboten in der Klinik/Beratungsstelle).
Ambulante Psychotherapie **T** In der Einzeltherapie haben Sie die Möglichkeit, das traumatische Erlebnis zu bearbeiten und in Ihre Biographie zu integrieren. Es gibt verschiedene therapeutische Verfahren, die bei Bewilligung des Therapieantrages von den Krankenkassen übernommen werden, wie die Analytische Psychotherapie, die Tiefenpsychologisch orientierte Psychotherapie und die Verhaltenstherapie. Nach den bisherigen wissenschaftlichen Erkenntnissen ist die kognitive Verhaltenstherapie das wirksamste Verfahren bei der Behandlung von Posttraumatischen Belastungsstörungen. In der Psychotherapie steht die therapeutische Beziehung im Vordergrund, daher ist es entscheidend, dass Sie bei Ihrem Therapeuten ein gutes Gefühl haben und sich gut aufgehoben fühlen. Sie haben ansonsten auch die Möglichkeit, Ihren Therapeuten zu wechseln. Zusätzlich gibt es Verfahren, die nicht spezifisch auf Trauma ausgerichtet sind, wie körpertherapeutische oder kreative Therapieangebote.	Ambulante Psychotherapie

Inhalt der Sitzung	Anmerkungen für den Therapeuten
Medikamente	Medikamente
T Manchmal ist es hilfreich, zur Linderung der Beschwerden, wie Schlafstörungen, Depressionen oder Ängste, unterstützend Medikamente einzunehmen. Medikamente haben erwünschte, aber auch unerwünschte Nebenwirkungen. Wichtig ist es, Medikamente nicht wahllos und nach eigener Dosierung einzunehmen, sondern dies genau mit seinem Arzt abzusprechen, da auch das Zusammenwirken von manchen Medikamenten gefährlich sein kann. Es gibt zudem Medikamente, die abhängig machen, wie z. B. Benzodiazepine (gegen Angst und Schlafstörungen) – daher ist es sehr wichtig, die Einnahme genau mit Ihrem Arzt abzusprechen! Außerdem gibt es natürliche Tees und Kräuter, die beruhigend und entspannend wirken, wie z. B. Baldrian, Melisse oder Johanniskraut.	
T Was spricht Sie davon an? Was halten Sie von diesen Ansätzen?	Freier Austausch
T Nachdem wir nun über therapeutische Angebote und Hilfen von außen gesprochen haben, wollen wir uns jetzt Ihren eigenen Gestaltungs- und Einflussmöglichkeiten zuwenden. Neben den therapeutischen Hilfsmöglichkeiten ist es im Rahmen der Selbstfürsorge wichtig, darauf zu achten, dass Ihre Lebensbedingungen so sicher wie möglich sind. Dazu gehören:	Da die Gruppenzusammensetzung heterogen sein kann, können Sie aus der nebenstehenden Liste die Unterstützungsangebote auswählen, die für die Gruppenmitglieder relevant sind.
• Familie – Unterstützung bei der Erziehung der Kinder (Erziehungsberatungsstelle, Familienhilfe über das Jugendamt, Patenschaften, Ausbau eines sozialen Netzes, Nachhilfeangebote) – Unterstützung für Opfer häuslicher Gewalt (Beratungsstellen, Frauenhaus) – Hilfen bei der häuslichen Pflege von Angehörigen (Pflegedienst, Begutachtung der Pflegestufe) • …	Familie

Inhalt der Sitzung	Anmerkungen für den Therapeuten
• Arbeit/Ausbildung – Bei bestehendem Arbeitsplatz: Kollegen des Vertrauens, evtl. Vorgesetzte einbeziehen – Bei bestehendem Arbeitsplatz, derzeit wegen Krankschreibung pausierend: langsamer Wiedereinstieg ins Berufsleben (Hamburger Modell) – Bei fehlendem Arbeitsplatz: Beratungsgespräche beim Jobcenter – …	Arbeit/Ausbildung
• Wohnung – Bei problematischer Wohnsituation: Wohnungsamt, Kurzzeitunterkünfte, Frauenhaus – …	Wohnung
• Finanzen – Krankenversicherungsstatus abklären – Bei Schulden: Schuldnerberatung, evtl. vorübergehend eine Betreuung für finanzielle Belange und Behördengänge einrichten – Bei unangemessener finanzieller Ausstattung: Sozialhilfe beantragen – …	Finanzen
• Gesundheit und medizinische Versorgung – Auf eine gesunde und ausgewogene Ernährung achten – Ausreichende Bewegung – Jährliche Vorsorgeuntersuchungen – …	Gesundheit/medizinische Versorgung
T Das Thema dieser Sitzung lautet: „Lassen Sie sich helfen, helfen Sie sich selbst".	
T Welche weiteren Möglichkeiten der Selbsthilfe fallen Ihnen ein?	Freier Austausch

Inhalt der Sitzung	Anmerkungen für den Therapeuten
• Ressourcenorientierte Aktivitäten – Freizeitaktivitäten: spazieren gehen, Sport, Ausflüge, Kino, kulturelle Veranstaltungen, Hobbys ... – Soziale Aktivitäten: Freundschaften pflegen, gemeinsame Unternehmungen und Austausch ... – Musikalische Ausdrucksmöglichkeiten – Gestalterische Tätigkeiten – Tätigkeiten in der Natur (Die Natur kann uns viele Prozesse deutlich machen, die in unserem Leben und Alltag eine große Rolle spielen. Der Prozess vom Aussähen, Pflegen bis zum Ernten braucht Zeit und erfordert Geduld. In der Natur gibt es auch Brachzeiten, in denen neue Kräfte gesammelt werden. So hat ein Baum im Winter eine Ruhepause: er verliert seine Blätter und sammelt neue Lebenssäfte für das Frühjahr.)	Selbsthilfemöglichkeiten Sammeln Sie die Beiträge der Teilnehmer am Flipchart und ergänzen Sie sie mit weiteren ressourcenorientierten Aktivitäten.
Fragen	Offene Fragen der Teilnehmer – Was hat sich aus der Stunde ergeben? Gibt es offene Fragen aus der 1. Stunde?
Kernaussage T Es gibt verschiedene Wege, sich Hilfe von außen zu holen, aber auch selbst aktiv zu werden. Probieren Sie nach dem Prinzip „Lassen Sie sich helfen, helfen Sie sich selbst“ unterschiedliche Möglichkeiten der Hilfe und Selbsthilfe aus. T Was nehmen Sie aus dieser Sitzung mit nach Hause?	
Übung und Verteilen der Infomaterialien T Als Übung für die kommende Woche planen Sie Ihre Freizeit. Gestalten Sie diese bewusst mit angenehmen Aktivitäten, wie z. B. Kino, Museum, Ausstellung, spazieren gehen, Menschen treffen, picknicken. Dabei geht es nicht um große Aktivitäten; auch kleine Dinge, wie das Umtopfen einer Pflanze, können ein Gefühl der Zufriedenheit bereiten. T Wer gibt nächste Sitzung eine kurze Wiederholung?	Teilen Sie die folgenden Unterlagen aus: • *Infoblatt*: Lassen Sie sich helfen, helfen Sie sich selbst (S. 138) • *Übungsblatt*: Lassen Sie sich helfen, helfen Sie sich selbst (S. 139)

Inhalt der Sitzung	Anmerkungen für den Therapeuten
Abschlussblitzlicht mit „Wort weitergeben"	Achten Sie auf die zeitliche Begrenzung und das „Wort weitergeben“.

Infoblatt

Die Folgen eines traumatischen Erlebnisses äußern sich auf verschiedenen Ebenen. Daher ist es bei Tätigkeiten, die sich positiv auf das allgemeine Wohlbefinden auswirken können, oder bei Behandlungen hilfreich, verschiedene Sinne anzusprechen:

- **Ambulante Psychotherapie** (z. B. Analytische Psychotherapie, Tiefenpsychologisch orientierte Psychotherapie, Verhaltenstherapie, kreative Verfahren)
- **Medikamente** (keine Selbsteinnahme, Absprache mit Arzt unbedingt erforderlich)

Neben der professionellen therapeutischen Hilfe sind sichere Lebensbedingungen entscheidend. Dies gilt für die folgenden Bereiche:

- **Familiärer Bereich** (Unterstützung durch Erziehungsberatungsstelle, Familienhilfe, Jugendamt, Patenschaften, Ausbau eines sozialen Netzes, Nachhilfeangebote)
- **Arbeits- oder Ausbildungsstelle** (Einbeziehen von Kollegen/Vorgesetzten, langsamer Wiedereinstieg ins Berufsleben, Beratungsgespräche im Jobcenter)
- **Wohnsituation** (Wohnungsamt, Kurzzeitunterkünfte, Frauenhaus)
- **Finanzielle Situation** (Krankenversicherungsstatus, Schuldnerberatung, Sozialhilfe, evtl. vorübergehende Betreuung)
- **Medizinische und gesundheitliche Versorgung** (gesunde und ausgewogene Ernährung, ausreichende Bewegung, jährliche Vorsorgeuntersuchung)

Übungsblatt

Übung für die kommende Woche

Planen Sie Ihre Freizeit!

Gestalten Sie diese bewusst mit für Sie **angenehmen Aktivitäten**, wie z. B. Kino-, Museums- oder Ausstellungsbesuch, spazieren gehen, Menschen treffen, picknicken usw.

Dabei geht es nicht um große Aktivitäten. Auch kleine Dinge, wie das Umtopfen einer Pflanze, können ein Gefühl der Zufriedenheit bereiten.

Hier haben Sie Platz, Ihre Aktivitäten aufzuschreiben:

Das Leben zurückerobern

Modul 14

Inhalt der Sitzung	Anmerkungen für den Therapeuten
Begrüßung der Teilnehmer	
Blitzlichtrunde mit „Wort weitergeben"	Achten Sie auf die zeitliche Begrenzung und das „Wort weitergeben".
Wiederholung der letzten Sitzung durch einen Teilnehmer	Bestärken Sie die Teilnehmer bei Unsicherheiten.
Besprechung der Übung **T** Wie wir in der Zusammenfassung der letzten Sitzung durch Frau/Herrn … gehört haben, haben wir über Behandlungsmöglichkeiten und Möglichkeiten der Selbsthilfe gesprochen. Als Übung sollten Sie in der vergangenen Woche Ihre Freizeit aktiv gestalten und bewusst mit für Sie angenehmen Aktivitäten füllen. Was haben Sie getan? Wie haben Sie Ihre Zeit verbracht? Teilnehmer werden eingeladen, ihre Eindrücke kurz zu schildern.	Helfen Sie, wenn Unklarheiten entstanden sind.
Überblick über den Inhalt der Stunde **T** Wir werden heute darüber sprechen, wie Sie das Leben, das vor dem Trauma existiert hat, zurückerobern können. Dazu werden wir eine Reise in die Vergangenheit und in die Zukunft machen und die gemeinsame Zeit in der Gruppe rückblickend betrachten. Zudem erhalten Sie für Ihre weiteren Schritte auf dem Weg durch das Labyrinth Reiseproviant.	
Einstieg in den Themenkomplex „Das Leben zurückerobern"	

Inhalt der Sitzung	Anmerkungen für den Therapeuten
T Ich möchte Sie heute auf eine kleine Zeitreise einladen. Dafür bitte ich Sie, es sich auf Ihrem Stuhl bequem zu machen und eine entspannte, aufrechte Sitzhaltung einzunehmen.	Leiten Sie die Übung an.

Wichtig ist, dass Sie wissen, dass Sie jederzeit die Kontrolle behalten. Sie können die Übung auch gerne mit offenen Augen machen. Falls es für Sie hilfreich ist und Sie mehr Halt benötigen, können Sie sich während der Reise an der Stuhlfläche festhalten. Achten Sie bitte darauf, dass Ihre Füße Bodenkontakt haben und fest auf dem Boden stehen. Um ruhig zu werden, konzentrieren Sie sich bitte auf Ihren Atem. Atmen Sie tief durch Ihre Nase ein und durch Ihren Mund aus. Versuchen Sie, Ihren persönlichen Atemrhythmus zu finden.

Ich möchte Sie nun bitten, wenn möglich Ihre Augen zu schließen. Suchen Sie sich ein Flugobjekt aus, mit dem Sie Ihre Reise antreten möchten. Das kann ein fliegender Teppich sein, ein Heißluftballon, eine Wolke oder ein Vogel.

Sie sitzen bequem und geschützt. Ihre Reise führt Sie durch die letzten Wochen Ihrer Gruppenerfahrungen und Errungenschaften bzw. Veränderungen, die Sie an sich und Ihrer Umwelt wahrgenommen haben. Betrachten Sie zunächst die heutige Stunde. Mit welchem Gefühl sind Sie hierhergekommen?

Wir fliegen nun weiter zurück: Woche um Woche betrachten Sie Ihre gemachten Erfahrungen in der Gruppe, wie erging es Ihnen in den Übungen, welche Übungen waren für Sie besonders hilfreich? Welche Erfahrungen haben Sie alleine, welche im Kontakt mit Ihrer Familie und Ihren Freunden gemacht?

Auf Ihrer Reise begegnen Ihnen die Themen der letzten Wochen:

Hilfe und Selbsthilfe, Entlastung, Erinnerungsknoten, im Hier und Jetzt bleiben, Position beziehen, Mut, Entspannung, Auftauchen, heilende Wunden und die Stärke der Gemeinschaft.

Inhalt der Sitzung	Anmerkungen für den Therapeuten
Während der ganzen Zeitreise sind Sie sicher auf Ihrem Flugobjekt unterwegs. Nehmen Sie sich Zeit für die Betrachtung der vergangenen Wochen … Lenken Sie dabei den Blick immer wieder auf die positiven Erfahrungen und die Dinge, die Sie dazugelernt haben … Recken und strecken Sie sich und atmen Sie einige Male tief und fest durch. Öffnen Sie dafür bitte langsam Ihre Augen, spüren Sie Ihren Körper, den Kontakt Ihrer Füße mit dem Boden … Nun treten Sie Ihre Rückreise an, vorbei an der Stärke der Gemeinschaft, heilenden Wunden, Auftauchen, Entspannung, Mut, Position beziehen, im Hier und Jetzt bleiben, Erinnerungsknoten, Entlastung und Hilfe und Selbsthilfe bis zur heutigen Stunde und landen Sie sanft und sicher im Hier und Jetzt.	
T Was haben Sie auf Ihrer Reise entdeckt? Hat sich etwas in Ihrem Alltag, z. B. im Zusammenleben mit Ihnen nahestehenden Menschen, verändert?	Freier Austausch Geben Sie wertschätzende Rückmeldungen und verstärken Sie das Wahrnehmen von positiven Veränderungen. Falls es den Gruppenteilnehmern schwerfällt, eigene Entwicklungsprozesse zu beschreiben, kann es hilfreich sein, einen Perspektivenwechsel vorzunehmen. Bitten Sie die Teilnehmer, Veränderungen aus der Sicht ihnen nahestehender Menschen zu schildern (z. B.: Haben Familienmitglieder oder Arbeitskollegen Rückmeldung über Veränderungen gegeben?).

Inhalt der Sitzung	Anmerkungen für den Therapeuten
T Sie haben nun mehrere Wochen intensiv zusammengearbeitet und sich kennengelernt. Sie haben sich unterstützt und begleitet, Sie haben einander teilhaben lassen an sehr Persönlichem. Dabei ist Vertrauen in die eigenen Kompetenzen und Entwicklungsmöglichkeiten entstanden, vielleicht haben Sie erneuten Zugang zu verschütteten Kraftquellen gefunden. Die Erfahrung, gemeinsam Schritt für Schritt auf dem Weg zu sein, sowie der offene, vertrauensvolle Umgang haben Ihnen gezeigt, wie wichtig ein Miteinander ist …	
T Für Ihre weitere Reise werden Sie nun Ihren Koffer öffnen. Jeder von Ihnen hat die Möglichkeit, dem anderen rückzumelden, welche Stärken er an ihm schätzen gelernt hat. Er kann ihm Dinge mit auf die Reise geben, von denen er denkt, dass sie ihm guttun. Auch gute Wünsche können gerne auf die Reise mitgegeben werden … Wenn Sie Ihren Koffer packen lassen, ist es auch eine Gelegenheit für Sie, der Gruppe zu sagen, wie Sie die gemeinsam verbrachte Zeit erlebt haben. Sie können die Rückmeldung geben, bevor oder nachdem Ihr Koffer gepackt wurde … Wer von Ihnen möchte als erster seinen Koffer öffnen? Frau/Herr …, öffnen Sie mit einer symbolischen Handbewegung Ihren Koffer. Wer möchte beginnen, den Koffer von Frau/Herrn … zu füllen?	Koffer für die Reise packen Nacheinander lässt jeder Teilnehmer seinen Koffer packen. Beteiligen Sie sich am Kofferpacken. Es ist wichtig, sich vor der Gruppensitzung Gedanken darüber zu machen, was Sie jedem Teilnehmer an persönlichen Dingen und guten Wünschen mitgeben wollen. Überlegen Sie sich im Vorfeld, was Sie im Laufe der Zeit an jedem Einzelnen zu schätzen gelernt und welche Entwicklungsschritte Sie beobachtet haben und melden Sie diese wertschätzend zurück.
Fragen	Offene Fragen der Teilnehmer – Was hat sich aus der Stunde ergeben? Gibt es offene Fragen aus der 1. Stunde?

Inhalt der Sitzung	Anmerkungen für den Therapeuten
Kernaussage T Durch das Arbeiten in der Gruppe haben Sie die Stärke einer Gemeinschaft kennengelernt und die Erfahrung gemacht, dass Veränderungen möglich sind. Nehmen Sie diese Erkenntnisse mit in Ihren Alltag. Seien Sie mit sich und Ihrer Umgebung mitfühlend und erkennen Sie Ihre eigenen Stärken und die der anderen an. T Was nehmen Sie aus dieser Stunde mit nach Hause?	
Übung und Verteilen der Infomaterialien T In der nächsten Sitzung, die zugleich unsere letzte Sitzung sein wird, wollen wir ein Abschlussfest feiern. Ich fände es sehr schön, wenn wir unser Abschlussfest gemeinsam gestalten und ausrichten. Daher möchte ich Sie bitten, dass jeder eine Kleinigkeit mitbringt und somit einen Beitrag zum Fest leistet. Sie können entweder etwas zu Essen mitbringen oder Musik, Bräuche … Wir werden dann bei einem gemeinsamen Essen die Gruppe abschließend betrachten. Überlegen Sie sich dazu bitte, wie diese Gruppenerfahrung für Sie war. T Was nehmen Sie mit, was haben Sie gelernt? Aber auch: Gab es Schwierigkeiten bzw. was war für Sie unangenehm?	Teilen Sie die folgenden Unterlagen aus: • *Infoblatt*: Das Leben zurückerobern (S. 145)
Abschlussblitzlicht mit „Wort weitergeben"	Achten Sie auf die zeitliche Begrenzung und das „Wort weitergeben".

Infoblatt

Durch das Arbeiten in der Gruppe haben Sie die **Stärke einer Gemeinschaft** kennengelernt und die Erfahrung gemacht, dass **Veränderungen möglich** sind.

Nehmen Sie diese Erkenntnisse mit in Ihren Alltag. Seien Sie mit sich und Ihrer Umgebung mitfühlend und **erkennen Sie Ihre eigenen Stärken** und die der anderen.

Platz für eigene Erfahrungen, Anmerkungen, Gedanken:

Abschlussfest

Modul 15

Vorbereitung: Gedeckter Tisch, wenn möglich geschmückt mit Blumen/Kerzen, Getränke (wie Tee, Kaffee oder Wasser).

Wir empfehlen, die Abschlusssitzung in einer freien Form durchzuführen.

Die Teilnehmer sitzen gemeinsam mit den Therapeuten an einem großen, festlich gedeckten Tisch, alle von den Teilnehmern (und Therapeuten) mitgebrachten Sachen werden in die Mitte des Tisches gestellt.

Zu Beginn der Sitzung begrüßt der Therapeut die Teilnehmer, es folgt ein kurzes **Blitzlicht mit „Wort weitergeben"**.

Der Therapeut eröffnet dann die Feier:
T Wir wollen unsere Gruppe mit einer gemeinsamen Feier beenden und ich danke Ihnen allen für die Köstlichkeiten, die Sie mitgebracht haben. Ich freue mich, dass wir noch einmal gemeinsam die Möglichkeit nutzen, ein Abschlussfest zu feiern und damit die Gruppe in einem schönen Rahmen abschließen.

Ich denke, wir können auch während der Feier noch einmal auf die vergangenen Wochen blicken, in denen wir gemeinsam verschiedenste Themen besprochen haben.

Ich würde nun gerne von Ihnen hören, wie die Gruppe für Sie gewesen ist.

T Was nehmen Sie mit, was haben Sie gelernt?
Aber auch: Gab es Schwierigkeiten, was war für Sie unangenehm?

Nachdem die Teilnehmer ihre Eindrücke geschildert haben, sind auch die Therapeuten eingeladen, einen persönlichen **Rückblick** auf die Gruppe zu geben.

Den Abschluss der Feier bildet ein **Abschlussblitzlicht** mit „Wort weitergeben".

Trauer – lassen Sie sich Zeit

Zusatzmodul

Inhalt der Sitzung	Anmerkungen für den Therapeuten
Begrüßung der Teilnehmer	
Blitzlichtrunde mit „Wort weitergeben"	Achten Sie auf die zeitliche Begrenzung und das „Wort weitergeben".
Wiederholung der letzten Sitzung durch einen Teilnehmer	Stärken Sie die Teilnehmer bei Unsicherheiten.
Besprechung der Übung	Helfen Sie, wenn Unklarheiten entstanden sind.
Überblick über den Inhalt der Stunde **T** Das Thema unserer heutigen Sitzung ist „Trauer". Trauer ist ein Bestandteil des Lebens wie die Freude. Wir werden darüber sprechen, wie sich Trauer äußert, welche Phasen Trauer durchläuft. Zudem thematisieren wir, was Trauerprozesse erschweren, aber auch für die emotionale Aufarbeitung und Verabschiedung hilfreich sein kann.	
Einstieg in den Themenkomplex „Trauer – lassen Sie sich Zeit"	Hintergrundwissen für den Therapeuten: Trauernde suchen mitfühlendes Verständnis und konkrete Hilfestellungen. Es gibt einige Theorien über Trauerprozesse, die nicht genau den Prozess des Trauerns abbilden können, aber den Umgang mit der Trauer erleichtern und die Menschen unterstützen, die diese erleben. Sie können Wissen vermitteln, Anregungen geben, Selbstkritik ermöglichen und auch helfen, die Angst der Menschen vor der Auseinandersetzung mit dem Tod zu reduzieren. Die vorliegende Sitzung stützt sich auf die Theorie von Bowlby (1983).

Inhalt der Sitzung	Anmerkungen für den Therapeuten
T Zum Einstieg in unser heutiges Thema „Trauer" möchte ich Sie bitten, sich über folgende Fragen Gedanken zu machen. **T** Wie sind Ihre Erfahrungen mit dem Thema „Trauer"? Können Sie verschiedene Phasen beschreiben, durch die Sie gegangen sind?	Erarbeiten Sie die Punkte gemeinsam mit den Teilnehmern. Sammeln Sie die Beiträge am Flipchart und teilen Sie diese den folgenden Phasen zu (Phasen nach Bowlby 1983).
• Betäubungsphase – Gefühl der Betäubung – Ohnmachtserleben – Anfälle von Panik – Wut – Irgendwie funktionieren – …	Betäubungsphase
• Phase der Sehnsucht und Suche nach der verlorenen Figur – Ruhelosigkeit – Schlaflosigkeit – Frieren – Appetitlosigkeit – Intensive schmerzliche Gefühle – Grübeln – Wahrnehmung des Verstorbenen – Zorn – …	Phase der Sehnsucht und Suche nach der verlorenen Figur
• Phase der Desorganisation und Verzweiflung – Tiefe Verzweiflung – Wahrnehmung, alles sei verloren – Depression – Apathie – …	Phase der Desorganisation und Verzweiflung
• Phase der Reorganisation – Akzeptanz, dass der Verlust von Dauer ist – Alte Muster des Denkens, Handelns und Fühlens müssen abgelegt werden – Neue Lebensperspektiven werden entwickelt – …	Phase der Reorganisation

Inhalt der Sitzung	Anmerkungen für den Therapeuten
T Der normale Verlauf der Trauer kann als graduelle Abnahme des Trauerschmerzes betrachtet werden. Der Verlauf ist individuell unterschiedlich. In der ersten Zeit befinden sich viele Menschen in einem schockartigen Zustand, die Realisierung, dass der geliebte Mensch nicht mehr existiert, manifestiert sich erst langsam. Damit beginnt die Phase der Auseinandersetzung mit dem Verlust des Menschen, möglicherweise auch heftiger Gefühle. Dies braucht Zeit zur Verarbeitung. Deswegen ziehen sich auch viele Menschen zurück, was von ihrer Umgebung nicht immer verstanden wird. Teilweise nehmen Trauernde Dinge wahr, die sie unter Verrücktsein einordnen. So sehen sie den Verstorbenen in der Wohnung oder außerhalb, bemerken vertraute Gerüche, haben intensive Träume oder spüren eine ständige Präsenz des Verstorbenen. Diese Phänomene sind meist vorübergehender Natur, aber sie verunsichern den Trauernden sehr. Diese Auseinandersetzung zwischen Anerkennung des Verlustes und dem Gefühl „Das kann doch nicht wahr sein“ gehört zum Trauerprozess, man kann es auch als eine Form des Durcharbeitens betrachten. Im besten Fall kann der Trauernde den Verlust anerkennen, die dazugehörigen Gefühle erleben und eigene Wege finden, sein Leben ohne die verstorbene Person mit Freude und auf eigene Bedürfnisse angepasst zu leben. Dies führt dazu, dass die Trauer nachlässt. Eine wichtige Rolle spielt auch die Beziehung, die der Trauernde zu dem verstorbenen Menschen hatte oder durch welche Umstände er die Person verloren hat. Trauerereignisse lassen sich nicht vergleichen.	Verlauf der Trauer

Inhalt der Sitzung	Anmerkungen für den Therapeuten
T Was hat die Trauerarbeit erschwert? Was war hinderlich?	Sammeln Sie die Beiträge der Teilnehmer am Flipchart und ergänzen Sie diese.
Zusammen mit den Teilnehmern werden Umstände, die die Trauerarbeit erschweren, erarbeitet: • Todesumstände, die durch ein Stigma behaftet sind und die die Überlebenden abhalten, Unterstützung zu suchen oder wahrzunehmen (wie Tod durch Suizid oder eine schwere Erkrankung wie AIDS) • Verlust eines Menschen durch eine Gewalttat • Fehlende Anerkennung und Würdigung unterschiedlichen Trauerverhaltens (geschlechtsspezifische Verarbeitung, Männer eher rational, Frauen eher emotional, kulturspezifische Trauer) • Fehlende Anerkennung des Trauernden (wie Kinder oder geistig Behinderte) • Selbstvorwürfe • Gefühl der Hilflosigkeit • Mangelnde soziale Unterstützung • Einseitige Bewältigungsstrategien • Ständiges Grübeln	
T All diese Faktoren können eine sogenannte komplizierte Trauerreaktion auslösen.	

Inhalt der Sitzung	Anmerkungen für den Therapeuten
T Wie kann ich feststellen, ob ich an einer komplizierten Trauerreaktion leide? Was stellen Sie sich unter einer komplizierten Trauerreaktion vor?	Sammeln Sie die Beiträge der Teilnehmer und ergänzen Sie sie mit weiteren komplizierten Trauerreaktionen.
Zusammen mit den Teilnehmern werden Merkmale einer komplizierten Trauerreaktion erarbeitet: • Ich denke ständig an die verstorbene Person, auch noch nach Jahren. • Ich weine auch nach Jahren immer noch heftig, wenn ich mich an die verstorbene Person erinnere. • Ich kann den Verlust nicht akzeptieren. • Ich fühle mich leer, habe die Beziehung zu meiner Umwelt und die Fähigkeit, mich mit dieser in Beziehung zu setzen, verloren. • Ich habe die gleichen Schmerzen wie der Verstorbene, habe Ängste, an derselben Krankheit zu sterben. • Ich vermeide alles, was im Zusammenhang mit der verstorbenen Person steht.	
T Zu viel Trauer kann zu chronischer Trauer und zu körperlichen Beschwerden führen. Körperliche und psychische Symptome der komplizierten Trauer beinhalten Schmerz, besonders Herzschmerz, Angst, Panikattacken, Depression und Gefühlskälte. In diesem Falle sollten Sie professionelle Hilfe aufsuchen. Grundsätzlich ist Trauer wichtig, um sich von der verstorbenen Person zu verabschieden und ein neues Leben zu beginnen.	

Inhalt der Sitzung	Anmerkungen für den Therapeuten
T Was hilft Ihnen in Ihrer Trauer? Was trägt zur Heilung bei? Mögliche Antworten: • Soziale Kontakte annehmen, von Beileidsbekundungen und Hilfsangeboten nicht Abstand nehmen • Sich Zeit geben • Starke Gefühle nicht mit Drogen oder Alkohol betäuben, sie helfen uns nicht, die Beziehung zum Toten zu klären und aufzuarbeiten • Sich mit anderen über die verstorbene Person austauschen • Dem sozialem Umfeld vermitteln, dass der Trauerprozess Zeit braucht • Ablenkung, positive Erlebnisse fördern die Verarbeitung von Trauer, auch Humorvolles und Schönes gehören zum Leben dazu • Trauer-Selbsthilfegruppen • Abschied und Neubeginn	Sammeln Sie die Beiträge der Teilnehmer am Flipchart und ergänzen Sie diese.
T Darüber hinaus gibt es Rituale, die bei der emotionalen Aufarbeitung und dem Abschiednehmen hilfreich sind.	

Inhalt der Sitzung	Anmerkungen für den Therapeuten
T Welche Rituale könnten hilfreich sein, den Verlustschmerz zu bewältigen? Mögliche Antworten: • Regelmäßige Besuche auf dem Friedhof mit der Möglichkeit der inneren Zwiesprache • Brief an die verstorbene Person schreiben (Was war für Sie in der Beziehung von Bedeutung? Was wollten Sie schon immer einmal sagen? Auch Wut auf die Person gehört dazu, bedanken Sie sich für die gemeinsame Zeit … Es sollte ein Abschiedsbrief sein! Lesen Sie ihn laut vor, bis Sie das Lesen nicht mehr vor lauter Schmerz und Weinen unterbrechen müssen.) • Erinnerungstag einlegen (Lassen Sie die positiven und schmerzlichen Gefühle zu. Richten Sie sich alles so ein, dass Sie sich mit Ihrer Aufmerksamkeit dem Verstorbenen widmen. Achten Sie aber danach darauf, gut für sich zu sorgen.) • Jedem Tag die Chance auf einen Neubeginn geben (Schenken Sie der Chance auf einen Neubeginn jeden Tag positive Aufmerksamkeit. Er darf sein! Geben Sie sich nicht der Illusion hin, früher sei alles besser gewesen. Das Bewusstsein, einen geliebten Menschen verloren und wertvolle Erinnerungen an diesen Menschen zu haben, kann Ihnen niemand nehmen. Er wird in Ihrem Herzen, solange Sie es wollen, einen Platz haben.) • …	Trauerrituale Sammeln Sie die Beiträge der Teilnehmer am Flipchart und ergänzen Sie sie mit weiteren Trauerritualen.
Fragen	Offene Fragen der Teilnehmer – Was hat sich aus der Stunde ergeben? Gibt es offene Fragen aus der 1. Stunde?

Inhalt der Sitzung	Anmerkungen für den Therapeuten
Kernaussage T Trauer wird von Mensch zu Mensch anders erlebt. Die individuelle Beziehung zu dem Verstorbenen bestimmt den Verlauf des Trauerprozesses mit. Jeder Mensch hat ein Anrecht auf Trauer. Bewältigung findet über das Zulassen von Gefühlen, den gemeinsamen Austausch und Trauerrituale statt. Traurigkeit ist die natürliche Reaktion auf einen Verlust, genauso wie Schmerz die natürliche Reaktion auf eine Verletzung darstellt. Sich traurig fühlen zu können ist der Weg zur inneren Genesung. T Was nehmen Sie aus dieser Stunde mit nach Hause?	
Übung und Verteilen der Infomaterialien T Wir werden als Abschluss eine Gehmeditation durchführen. Als Übung für die kommende Woche empfehle ich Ihnen, sich täglich einige Minuten Zeit zu nehmen, um bewusst auf Ihr Gehen zu achten bzw. eine Gehmeditation durchzuführen. T Wer gibt nächste Sitzung eine kurze Wiederholung?	Teilen Sie die folgenden Unterlagen aus: • *Infoblatt*: Trauer – lassen Sie sich Zeit (S. 156) • *Übungsblatt*: Trauer – lassen Sie sich Zeit (S. 157)

Inhalt der Sitzung	Anmerkungen für den Therapeuten
Gehmeditation **T** Zum Abschluss möchte ich mit Ihnen eine Gehmeditation durchführen. Tagtäglich tragen uns unsere Füße und Beine durchs Leben. Mal tragen sie schwerere, mal leichtere Last. Viel zu selten werden wir uns bewusst, was unsere Beine und Füße jeden Tag leisten und was es bedeutet, zu gehen. Wenn wir uns bewegen und Schritt vor Schritt setzen, lösen wir einen Fuß von der Erde und lassen damit den Kontakt zur Erde los. Der andere Fuß ist mit festem Stand noch auf dem Boden. Im Prozess des Gehens wechseln sich Stand und Loslassen ständig ab. Nur wenn wir loslassen, können wir uns auch fortbewegen. Stehen Sie für die Gehmeditation bitte auf und schieben Sie Ihren Stuhl etwas zur Seite. Sie sollten um sich etwas Platz haben, um einige Schritte zu gehen … Nehmen Sie eine aufrechte Haltung ein und atmen Sie ganz ruhig ein und aus. Sie können unterstützend die Hände auf den Bauch legen und das langsame Auf und Ab spüren. Nun heben Sie ganz langsam den ersten Fuß und setzen ihn eine halbe Fußlänge seitlich des anderen Fußes wieder auf. Das gleiche machen Sie nun mit dem zweiten Fuß. Die Füße stehen damit immer versetzt. Jeweils eine Fußhälfte ist vorn. Gehen Sie bewusst und achtsam, wie im Schneckentempo. Heben Sie ganz langsam den Fuß und treten Sie langsam wieder auf. Die Atmung stimmen Sie auf das Gehen ab. Bei jedem Abheben eines Fußes atmen Sie ein, bei jedem Abrollen atmen Sie aus … Lassen Sie sich für das bewusste Gehen 10 Minuten Zeit.	Für die Gehmeditation sollte jeder Teilnehmer ein wenig Platz um sich haben. Man kann durchaus in einem recht kleinen Quadrat oder Kreis laufen. Wenn Sie die Möglichkeit haben, die Gehmeditation auf einem Gelände im Freien auszuführen, bietet sich dies an. Leiten Sie die Übung an.
Abschlussblitzlicht mit „Wort weitergeben"	Integrieren Sie in das Abschlussblitzlicht eine kurze Rückmeldung zur Gehmeditation. Achten Sie auf die zeitliche Begrenzung und das „Wort weitergeben".

Infoblatt

Traurigkeit ist die **natürliche Reaktion auf einen Verlust**, genauso wie Schmerz die natürliche Reaktion auf eine Verletzung darstellt. Sich traurig fühlen zu können ist der Weg zur inneren Genesung.

Trauer wird von Mensch zu Mensch anders erlebt. Die individuelle Beziehung zu dem Verstorbenen bestimmt den Verlauf des Trauerprozesses mit. Jeder Mensch hat ein Anrecht auf Trauer. Bewältigung findet über das Zulassen von Gefühlen, den gemeinsamen Austausch und Trauerrituale statt.

Bei Trauerprozessen können folgende Aspekte hilfreich sein:

- **Soziale Kontakte** annehmen, von Beileidsbekundungen und Hilfsangeboten nicht Abstand nehmen
- Sich **Zeit** geben
- Starke Gefühle **nicht mit Drogen oder Alkohol betäuben**, sie helfen uns nicht, die Beziehung zum Toten zu klären und aufzuarbeiten
- Sich mit anderen über die verstorbene Person **austauschen**
- Dem sozialen Umfeld **vermitteln**, dass der Trauerprozess Zeit braucht
- **Ablenkung:** positive Erlebnisse fördern die Verarbeitung von Trauer, auch Humorvolles und Schönes gehören zum Leben dazu
- **Trauer-Selbsthilfegruppen**
- **Abschied und Neubeginn**

Zudem können **Rituale** helfen, den Verlustschmerz zu bewältigen:

- Regelmäßige **Besuche** auf dem **Friedhof** mit der Möglichkeit der inneren Zwiesprache
- **Brief** an die verstorbene Person schreiben
- **Erinnerungstag** einlegen
- Jedem Tag die Chance auf einen **Neubeginn** geben

Übungsblatt

Übung für die kommende Woche

Führen Sie die **Gehmeditation** aus der letzten Sitzung zu Hause durch.

Nehmen Sie sich jeden Tag einige Minuten Zeit, achtsam zu gehen.

Hier können Sie Ihre Beobachtungen und Erfahrungen mit der Übung aufschreiben:

Exkurs: Rahmenbedingungen der therapeutischen Arbeit im interkulturellen Kontext

Unser Manual hat seine Wurzeln in der Arbeit mit traumatisierten Flüchtlingen. Den Grundstein legten Angelika Birck und Nora Balke mit ihrem psychoedukativen Gruppenkonzept zur interkulturellen Traumatherapie. Da traumatisierte Migranten und Flüchtlinge in Therapieprogrammen häufig nicht ausreichend berücksichtigt werden, ist es uns wichtig, dieses Buch durch ein Zusatzmodul für diese Patientengruppe zu erweitern.

Die therapeutische Arbeit im interkulturellen Kontext beinhaltet einige therapeutische Herausforderungen und verlangt Hintergrundwissen, z. B. bezüglich der Arbeit mit Dolmetschern. Wir werden daher im Folgenden Rahmenbedingungen der therapeutischen Arbeit im interkulturellen Kontext und mit Dolmetschern genauer darstellen.

Stammen Therapeut und Patient nicht aus dem gleichen Kulturkreis, erfordert dies neben fachspezifischem Wissen vor allem interkulturelle Kompetenz. Dabei geht es um weit mehr als um Sprachkenntnisse oder kulturelles Wissen. In einer Gruppe oder in der einzeltherapeutischen Arbeit mit psychisch kranken Migranten benötigen Therapeuten Kenntnisse über das kulturelle Krankheitskonzept. Die Vorstellung von Gesundheit und Krankheit und die damit zusammenhängenden Erklärungs- und Bewältigungsstrategien weisen große kulturspezifische Unterschiede auf, was gerade in der psychoedukativen Arbeit eine entscheidende Rolle spielt. Ein weiterer Aspekt ist die oft übertriebene Heilserwartung, die Migranten an technisierte, europäische Länder richten. Unsere klinische Erfahrung mit diesen Menschen hat gezeigt, dass Patienten häufig den Wunsch äußern, ein Allheilmittel zu erhalten, um rasch wieder gesund zu werden. Dies beinhaltet, dass sie ein eher passives Verhalten an den Tag legen und die Verantwortung an den Therapeuten delegieren. Für sie ist es Aufgabe der Ärzte und Psychologen, sie wieder „gesund zu machen". Die Grundhaltung unseres Manuals, Patienten in die Verantwortung mit einzubeziehen, ist daher in der Psychoedukation mit traumatisierten Migranten besonders wichtig.

Die Arbeit mit Dolmetschern im therapeutischen Setting

Die therapeutische Arbeit mit Migranten ist häufig mit der Überwindung von sprachlichen Barrieren verbunden, da sie der deutschen Sprache selten mächtig sind. Professionelle Dolmetscher leisten als Mediator zwischen Therapeut und Patient dabei einen sehr wichtigen Beitrag. Die nötige Distanz und Neutralität zum Patienten ist für die Übersetzung entscheidend, um eine professionelle Arbeit zu gewährleisten, aber auch um die Rollenverteilung zwischen Therapeut und Dolmetscher klar einzuhalten. Neben sehr guten Sprachkenntnissen sollten Übersetzer auch über Wissen zum kulturellen Hintergrund verfügen. Da Sprache gemeinhin als Abbildung der Kultur gilt, ist es von großem Vorteil, wenn Patient und Dolmetscher die gleiche kulturelle Abstammung haben.

Krankheitsüberzeugungen und Heilungsvorstellungen sind kulturell geprägt und spielen im therapeutischen Setting eine tragende Rolle. Einerseits ist es wichtig, dass die Dolmetscher die Aussagen des Patienten Wort für Wort übersetzen. Andererseits ist dies nicht immer möglich, da jede Sprache eigene Bilder und Metaphern besitzt, die in einer wortwörtlichen Übersetzung keinen Sinn ergeben würden. Diese Tatsache stellt eine besondere Herausforderung für die Dolmetschertätigkeit dar. Der Übersetzer sollte ein breites Wissen über beide Kulturen besitzen. Unter kulturellem Einfluss stehen nicht nur verbale, sondern gerade auch nonverbale Anteile der Sprache. So gibt es in Mimik, Gestik oder situationsangepassten Ausdrucksformen große kulturelle Unterschiede. Damit der Therapeut auch diese Form der Information, die im Gespräch vermittelt wird, richtig einschätzen und bewerten kann, ist ein intensiver Austausch zwischen ihm und dem Dolmetscher entscheidend, der dadurch auch als Kulturdolmetscher fungiert.

Besonderheiten in der Arbeit mit traumatisierten Flüchtlingen

Neben den bereits erwähnten allgemeinen Aspekten der Interkulturalität im Behandlungssetting weist die Arbeit mit traumatisierten Flüchtlingen noch weitere Besonderheiten auf, wie etwa die aufenthaltsrechtliche Situation der Menschen. Der in fast allen Fällen unsichere Aufenthaltsstatus verstärkt die Belastung durch die traumatischen Erfahrungen. Bereits die Flucht war häufig nur unter schwierigsten Bedingungen möglich, wie etwa lange Fußwanderungen unter hohen physischen und psychischen Belastungen. Die damit verbundene Trennung von Familie und Freunden stellt einen großen Verlust dar und ist mit intensiver Trauer verbunden. Das Leben in einem fremden Land bringt nur allzu selten Entlastung bezüglich der Angst vor erneuten traumatischen Erfahrungen. Für viele Flüchtlinge ist es sehr schwer, sich in einer ihnen unbekannte Gesellschaft mit anderen Regeln und Normen zu integrieren. Viele sind bei ihrer Ankunft der Sprache nicht mächtig und fühlen sich missverstanden, isoliert und unerwünscht, was durch die Unterbringung in Flüchtlingslagern verstärkt wird. Oft fühlen sich Betroffene regelrecht entwurzelt. Die Angst, ins Heimatland abgeschoben zu werden, in welchem meist wieder Menschenrechtsverletzungen (z. B. Folter) drohen, ist stets präsent. Somit stellt das aktuelle Leben im Aufnahmeland beziehungsweise im Exil für diese Menschen keine Sicherheit dar. Es können Jahre vergehen zwischen einem Antrag auf Asyl und dessen Bewilligung. Nicht selten attribuieren Flüchtlinge, die an einer Posttraumatischen Belastungsstörung leiden, ihre Beschwerden auf jüngste Ereignisse, die sie als traumatisch erlebt haben, wie z. B. negative Antworten auf Asylanträge oder schlechte Nachrichten aus dem Heimatland. Demnach ist Traumatisierung bei Flüchtlingen nicht auf bestimmte Ereignisse begrenzt, sondern stellt einen kumulativen und meist im Fluchtland andauernden

Prozess dar. Diese Aspekte sind in einer psychoedukativen Gruppe mit traumatisierten Flüchtlingen zu berücksichtigen.

Hilfreiche Tipps zur Psychoedukation mit Traumatisierten

Die folgenden Punkte können bei der Arbeit mit traumatisierten Flüchtlingen hilfreich sein:

- Bei der Arbeit mit Dolmetschern ist es wichtig, in **kurzen Sätzen** zu sprechen und nach kurzen Sequenzen Pausen einzulegen. Dies ermöglicht den Dolmetschern eine genaue Übersetzung. Das direkte Dolmetschen in der Ich-Form (aus Sicht der Patienten) macht das Übersetzen flüssiger und einfacher. In Nachbesprechungen mit den Dolmetschern können auftretende Probleme (wie z. B. Nähe-Distanz-Problematik, Opfer-/Täter-Identifikation) und kulturelle Fragen besprochen werden.
- Die **Sprache** des Therapeuten sollte einfach und nicht zu abstrakt sein. Da das Bildungsniveau der Teilnehmer sehr unterschiedlich sein kann (auch Analphabetismus), wird empfohlen, verschiedene Sinnesmodalitäten anzusprechen und die Informationsvermittlung durch das Einbeziehen von Bildern und Symbolen zu erweitern. Dies sollte auch bei den Übungen für die Woche berücksichtigt werden. Wenn nötig, sollte die Bearbeitung mündlich erfolgen.
- Eine hilfreiche und wichtige Ergänzung bei der Wissensvermittlung ist das Arbeiten mit einfachen, **kulturübergreifenden Bildern und Symbolen**. Da eine interkulturelle Gruppe aus Teilnehmern mit verschiedenen Sprachen bestehen kann, sollten die wichtigsten Informationen (wie Symptomgruppen) in Symbolen und Bildern auf das Flipchart geschrieben werden. Anregungen dazu sind in den einzelnen Modulen zu finden.
- **Geschichten oder Zitate** aus den jeweiligen Ländern, Volksweisheiten und Märchen können helfen, Probleme und mögliche Bewältigungsstrategien für die Teilnehmer einleuchtend darzustellen. Teilnehmer können dabei als Experten einbezogen werden.
- Bewegungselemente oder der Einsatz von Hilfsmitteln (z. B. Igelbälle, Materialien aus der Natur) können vor allem bei männlichen Teilnehmern **Schamgefühle** auslösen. Falls Patienten aus diesen Gründen an den Übungen nicht teilnehmen, sollte dies vom Therapeuten respektiert und als kulturspezifisches Phänomen verstanden werden.
- Die Übernahme von **Verantwortung und Eigeninitiative** kann in der therapeutischen Arbeit mit Migranten ein wichtiges Thema darstellen. Patienten kommen nicht selten mit dem Wunsch und der Erwartung, „gesund gemacht zu werden“ und Entscheidungen nicht selbst treffen zu müssen. Durch ihre Lebensbedingungen (Aufenthalt, häufig keine Arbeitserlaubnis …) fühlen sie sich passiv und nicht in der Lage, aktiv und eigenverantwortlich zu entscheiden. Therapeuten sollten daran arbeiten, den Patienten immer wieder zu vermitteln, in welchen Bereichen aktiv Verantwortung übernommen und Entscheidungen getroffen werden können.

Integration – wagen Sie Neues

Zusatzmodul

Um mit den Teilnehmern zu erarbeiten, aus welchen Ländern sie stammen, sind eine Weltkarte und kleine Fähnchen zum Anpinnen mitzubringen.

Inhalt der Sitzung	Anmerkungen für den Therapeuten
Begrüßung der Teilnehmer	
Blitzlichtrunde mit „Wort weitergeben"	Achten Sie auf die zeitliche Begrenzung und das „Wort weitergeben".
Wiederholung der letzten Sitzung durch einen Teilnehmer	Bestärken Sie die Teilnehmer bei Unsicherheiten.
Besprechung der Übung	Helfen Sie, wenn Unsicherheiten bei der Übung entstanden sind.
Überblick über den Inhalt der Stunde **T** Wir werden uns heute mit dem Thema „Interkulturalität" beschäftigen. Dabei soll es darum gehen, wo Ihre Wurzeln sind, aber auch, wie Sie bisher Ihre Zeit in Deutschland erlebt haben. Welche Möglichkeiten einer aktiven Integration gibt es?	
Einstieg in den Themenkomplex „Integration – wagen Sie Neues"	
T Ich habe Ihnen eine Weltkarte mitgebracht und würde als Einstieg in unser heutiges Thema gerne von Ihnen Folgendes erfahren:	Helfen Sie den Teilnehmern, kleine Fähnchen an den jeweiligen Ort zu pinnen.
T Wo kommen Sie her? Wo sind Ihre Wurzeln? Seit wann leben Sie in Deutschland? Leben Sie hier mit Ihrer Familie? Haben Sie hier Freunde? Welche Erwartungen hatten Sie, als Sie nach Deutschland gekommen sind? Wie haben Sie die Realität erlebt?	Nacheinander werden die einzelnen Fragen bearbeitet. Lassen Sie den Teilnehmern Zeit, auf jede Frage zu antworten.

Inhalt der Sitzung	Anmerkungen für den Therapeuten
Mögliche Aspekte, die genannt werden können: • „Kulturschock“: Stadt vs. Land (z. B. U-Bahn, Menschenansammlungen, Einkaufszentren) • Besseres Gesundheitssystem • Fehlende Orientierung • Sprachbarriere • Isolation (Migranten leben häufig in sozial schwächeren Gebieten) • Stellung der Frau mit dem Ziel, selbstständig Entscheidungen zu treffen und Unabhängigkeit zu erlangen • „Respektieren der kleinen Regeln“ (in öffentlichen Verkehrsmitteln nicht schwarzfahren, Pünktlichkeit bei Behörden …) • …	
T Die Situation, in einem für Sie fremden Land zu leben, ist sicher nicht einfach. Sie mussten Ihre Heimat verlassen, sind hierher nach Deutschland gekommen, in ein fremdes Land, mit einer anderen Kultur, zum Teil auch anderen Regeln und Gesetzen als in Ihrem Heimatland. Einige von Ihnen mussten wichtige Menschen zurücklassen und fühlen sich eventuell schuldig und auch einsam. Unter diesen Umständen ist es nicht leicht, sich zu integrieren und „Wurzeln zu schlagen“.	Leben in einem fremden Land Beziehen Sie sich inhaltlich auf die zuvor erwähnten Beispiele der Teilnehmer.
T Eine wichtige Voraussetzung zur Integration ist, dass Sie sich auf das Land und die Menschen einlassen und Ihr Leben aktiv gestalten. Ein erster Schritt, um Barrieren zu überwinden und das Leben aktiv gestalten zu können, ist, sich verständigen zu können. Das Lernen und Sprechen der deutschen Sprache ist ein ganz wesentlicher und entscheidender Schritt in Richtung Integration: Wenn Sie sich ohne Hilfe von außen verständigen können, gewinnen Sie Autonomie und Sicherheit. Sie können sich dann z. B. bei Behördengängen selbst vertreten und für Ihre Rechte eintreten. Wenn Sie die deutsche Sprache sprechen, haben Sie zudem die Möglichkeit, mit anderen Menschen in Kontakt zu kommen. Und ein soziales Netzwerk ist von großer Bedeutung, um sich heimisch zu fühlen.	Barrieren überwinden

Inhalt der Sitzung	Anmerkungen für den Therapeuten
T Welche Möglichkeiten für ein aktives Leben sehen Sie für sich? Orte, um aktiv zu werden: • Interkulturelle Beratungsstellen, offene Treffs (Kurse und Veranstaltungen für Flüchtlinge und Migranten werden häufig kostenlos angeboten) • Kulturelle Einrichtungen (Museen, Bibliotheken …) • Kirchliche Einrichtungen (Integrationsangebote, Beratungen …) • Öffentliche, für alle zugängliche Anlagen (Parks, Seen …)	Erkundigen Sie sich im Vorfeld über Angebote für Migranten (Deutschkurse, Kinderbetreuung, Fortbildungen …) in Ihrer Stadt. Viele Volkshochschulen oder interkulturelle Organisationen, die mit Flüchtlingen arbeiten, bieten kostenlose Kurse an.
Hilfreiche Internetadressen: • www.aktivgegenabschiebung.de • www.asyl.net • www.baff-zentren.org • Zentrum Überleben: www.ueberleben.org	Bei den angegebenen Links finden Sie Adressen von Beratungsstellen und Zentren für Flüchtlinge in Ihrer Nähe. Geben Sie den Teilnehmern Kontaktadressen mit, an die sie sich bzgl. Integrations- und Deutschkursen, Weiterbildungen oder Freizeitangeboten wenden können.
Fragen	Offene Frage der Teilnehmer – Was hat sich aus der Stunde ergeben? Gibt es offene Fragen aus der 1. Stunde?
Kernaussage T Wichtig ist, dass Sie Ihr Leben aktiv gestalten. Durch das Erlernen der Sprache gehen Sie einen entscheidenden Schritt in die Selbstständigkeit und Autonomie. Versuchen Sie, Ihr Leben in Deutschland aktiv mitzugestalten. T Was nehmen Sie aus dieser Stunde mit nach Hause?	

Inhalt der Sitzung	**Anmerkungen für den Therapeuten**
Übung und Verteilen der Infomaterialien T Jede Begegnung beginnt mit einer Begrüßung und endet mit einem Abschied. Nutzen Sie in der kommenden Woche jedes Mal erneut die Chance, Menschen, die Sie treffen, auf Deutsch zu begrüßen und zu verabschieden. T Wer gibt nächste Sitzung eine kurze Wiederholung?	Teilen Sie die folgenden Unterlagen aus: • *Infoblatt*: Integration – wagen Sie Neues (S. 165) • *Übungsblatt*: Integration – wagen Sie Neues (S. 166)
Abschlussblitzlicht mit „Wort weitergeben"	Achten Sie auf die zeitliche Begrenzung und das „Wort weitergeben".

Infoblatt

Wichtig ist, dass Sie Ihr Leben aktiv gestalten.

Ein wichtiger Schritt in die Selbstständigkeit und Autonomie ist das Erlernen der Sprache.

Zudem gibt es verschiedene Orte, um aktiv zu werden:

- Interkulturelle **Beratungsstellen** (offene Treffs, Kurse und Veranstaltungen für Flüchtlinge und Migranten werden häufig kostenlos angeboten)
- **Kulturelle Einrichtungen** (Museen, Bibliotheken …)
- **Kirchliche Einrichtungen** (Integrationsangebote, Beratungen …)
- **Öffentliche**, für alle zugängliche **Anlagen** (Parks, Seen …)

Im Folgenden haben Sie Platz, Ihre Erfahrungen aufzuschreiben:

Übungsblatt

Übung für die kommende Woche
Versuchen Sie in dieser Woche, Menschen, die Sie treffen, auf Deutsch zu begrüßen und zu verabschieden.

Im Folgenden haben Sie Platz, um Ihre Erfahrungen aufzuschreiben:

Anhang: Achtsamkeits- und Entspannungsübungen

Im Folgenden werden die Achtsamkeits- und Entspannungsübungen, die in verschiedenen Modulen eingesetzt werden können, ausführlich beschrieben. Planen Sie für die Übungen jeweils circa 10–15 Minuten ein.

Einige der Übungen können gerade für männliche Teilnehmer oder Patienten aus anderen Kulturkreisen befremdlich und mit Scham verbunden sein. Nehmen Sie die Ängste der Teilnehmer ernst. Wichtig bei der Durchführung aller Übungen ist es, dass der Therapeut die Übungen überzeugend durchführt und eine klare Haltung zum Sinn und Nutzen der Übungen einnimmt.

Achtsamkeitsübung

T Zum Abschluss der heutigen Sitzung möchte ich mit Ihnen gerne eine Achtsamkeitsübung machen: Nehmen Sie sich dafür bitte eine Postkarte.

Nehmen Sie sich Zeit beim Betrachten des Bildes. Versuchen Sie zu beschreiben, was Sie sehen. Selbst wenn Ihnen der Gegenstand auf der Postkarte zunächst sehr klar erscheint, werden Sie kleine Nuancen entdecken (wie z. B. Farbschattierungen).

Versuchen Sie das Bild in einer offenen, neugierigen und nicht wertenden Haltung zu betrachten. Dabei kann es sein, dass Sie verschiedene Körperempfindungen, Gedanken, Gefühle und Phantasien haben. Lassen Sie diese einfach zu, ohne sie zu bewerten. Und versuchen Sie, Ihre Aufmerksamkeit immer wieder zurück auf das Bild zu lenken.

Wir werden uns dafür einige Minuten Zeit nehmen …

Nun möchte ich Sie bitten, die Übung abzuschließen, kommen Sie mit Ihrer Aufmerksamkeit zurück in die Gruppe. Atmen Sie einmal tief ein und aus und recken und strecken Sie sich.

Entspannungsübung 1: Sicherer innerer Ort

T Ich möchte nun noch eine Entspannungsübung mit Ihnen machen. Setzen Sie sich dazu bitte locker, aber aufrecht auf Ihren Stuhl. Wichtig ist, dass Sie wissen, dass Sie jederzeit die Kontrolle behalten. Sie können die Übung auch gerne mit offenen Augen machen. Falls es für Sie hilfreich ist und Sie mehr Halt benötigen, können Sie während der Übung die Stuhlfläche mit Ihren Händen festhalten. Achten Sie bitte darauf, dass Ihre Füße Bodenkontakt haben und fest auf dem Boden stehen. Um ruhig zu werden, konzentrieren Sie sich auf Ihre Atmung. Atmen Sie tief durch Ihre Nase ein und durch Ihren Mund aus. Versuchen Sie, Ihren persönlichen Atemrhythmus zu finden …

Nun möchte ich Sie einladen, die Übung des inneren sicheren Ortes zu machen. Schließen Sie, wenn es für Sie möglich ist, dafür Ihre Augen. Ihr sicherer Ort kann real sein, aber auch nur in Ihrer Phantasie existieren. Lassen Sie vor Ihrem inneren Auge ein Bild von einem Ort entstehen, an dem Sie sich wohl und sicher fühlen, ein Ort, der für Sie Ruhe und Entspannung bedeutet …

Lassen Sie sich Zeit. Es kann sein, dass Sie zuerst kein Bild finden, sondern viele Bilder vor Ihrem inneren Auge vorbeiziehen. Lassen Sie diese einfach vorbeiziehen … Wenn Sie Ihren Ort gefunden haben, konzentrieren Sie sich auf diesen Ort …

Sehen Sie sich an Ihrem Ort genau um: Was sehen Sie neben sich? Was ist unter und über Ihnen?

Was hören Sie an Ihrem Ort? Lauschen Sie genau den Geräuschen und Lauten, die für Sie angenehm sind …

Was spüren Sie? Was nehmen Sie wahr auf Ihrer Haut? Was spüren Sie an Ihren Füßen?

Welchen Geruch haben Sie in Ihrer Nase?

Welcher Geschmack breitet sich auf Ihrer Zunge aus?

Verbleiben Sie eine Weile an Ihrem sicheren, schönen Ort. Genießen Sie die Ruhe und den Frieden, der Sie umgibt. Lassen Sie sich ganz hineinsinken in diesen Ort und die Situation und spüren Sie die angenehme Atmosphäre. Sie fühlen sich sicher und entspannt …

Nun möchte ich Sie bitten, sich allmählich von Ihrem sicheren Ort zu entfernen. Öffnen Sie dafür bitte langsam Ihre Augen, spüren Sie Ihren Körper, den Kontakt Ihrer Füße mit dem Boden …

Recken und strecken Sie sich und atmen Sie einige Male tief und fest durch.

Entspannungsübung 2: Progressive Muskelrelaxation

Bei regelmäßiger Anwendung ist die Progressive Muskelrelaxation ein gutes Mittel zur Stressreduktion und Entspannung. Sie kann auch zur Linderung von Schmerzen eingesetzt werden.

Meist ist es möglich, Kurse an Volkshochschulen zu besuchen, die teilweise auch von den Krankenkassen mitfinanziert werden. Viele Krankenkassen bieten zudem eine CD mit einer Anleitung zur Progressiven Muskelrelaxation an.

Bei der Progressiven Muskelentspannung geht es grundsätzlich darum, den Unterschied zwischen Anspannung und Entspannung zu fühlen und körperliche Aktivität als Zugang zur Entspannung zu nutzen. Dadurch wird ein intensives Körperbewusstsein entwickelt, das dazu befähigt, den Körper und sein Bedürfnis nach Entspannung schneller und vor allem effektiver wahrzunehmen. Deshalb ist es sehr wichtig, die eigene Grundspannung zu erfahren, auf ein individuell richtiges Maß einzustellen und zu stabilisieren.

Die geschilderten gesundheitlichen Vorteile treten aber nur selten sofort nach Übungsbeginn auf. Obwohl für das Erlernen der Progressiven Muskelrelaxation in aller Regel zwar weniger Übungszeit als für andere Entspannungsverfahren benötigt wird, ist doch eine geduldige Herangehensweise empfehlenswert. Wer das Training einmal beherrscht, hat langfristig eine wirksame Methode der Selbsthilfe zur Verfügung, die nach dem Erlernen allerdings weiterhin konsequent praktiziert werden sollte.

T Wir beginnen nun mit der Übung:

Konzentrieren Sie sich zuerst auf Ihre Hände und die Arme.

Vergleichen Sie Ihre rechte Hand mit der linken Hand, den rechten Arm mit dem linken Arm. Erfühlen Sie die Unterschiede zwischen Ihren Händen und den Armen. Wie unterscheidet sich Ihre rechte Hand von der linken, der rechte Arm vom linken?

Spannen Sie jetzt die rechte Hand, den rechten Unterarm kräftig an.

Bilden Sie eine Faust, beugen Sie den Arm um etwa 45 Grad und drücken Sie ihn dabei kräftig an den Körper.

Achten Sie darauf, dass Sie alle Arm- und Handmuskeln kräftig angespannt haben. Halten Sie diese Spannung jetzt noch zwei Atemzüge lang, atmen Sie dabei ganz ruhig in diese Spannung und beim nächsten Atemzug lösen Sie die Spannung. Sie fühlen, dass Ihre rechte Hand und der rechte Arm nun völlig gelöst und muskulär entspannt sind. Atmen Sie ganz ruhig und fühlen Sie dabei, wie locker und entspannt sich die Muskulatur nun anfühlt.

Spannen Sie nun Ihre linke Hand, Ihren linken Arm kräftig an. Bilden Sie auch links eine Faust und beugen Sie den Arm um etwa 45 Grad, drücken Sie ihn kräftig an den Körper. Fühlen Sie, ob alle Arm- und Handmuskeln kräftig angespannt sind …

Halten Sie diese Spannung jetzt noch zwei Atemzüge lang und atmen Sie ganz ruhig in diese Spannung …

Beim nächsten Atemzug lösen Sie die Spannung. Sie fühlen, wie auch Ihre linke Hand und der linke Arm völlig gelöst und muskulär entspannt sind.

Atmen Sie wiederum ganz ruhig und fühlen Sie, wie locker und entspannt die Muskulatur der linken Hand ist.

Gehen Sie mit Ihrer Konzentration jetzt weiter zu Ihrer Gesichtsmuskulatur.

Spannen Sie nun Ihre gesamte Gesichtsmuskulatur an, runzeln Sie die Stirn, kneifen Sie die Augen zusammen, rümpfen Sie Ihre Nase, beißen Sie die Zähne zusammen und lassen Sie den Mund ganz breit werden.

Gehen Sie auch mit dieser Spannung bis an Ihre Belastungsgrenze …

Fühlen Sie die Spannung, atmen Sie in diese Spannung, halten Sie diese Spannung noch zwei Atemzüge lang …

Und jetzt lösen Sie diese Spannung. Fühlen Sie, wie Ihr Gesicht ganz glatt wird. Ihre Stirn, die Augen, Nase, Wangen, der Mund und die Kiefer sind nun völlig entspannt.

Atmen Sie in diese entspannte Muskulatur und fühlen Sie, wie angenehm entspannt sich Ihr Gesicht nun anfühlt.

Gehen Sie mit Ihrer Aufmerksamkeit nun in die Nackenmuskulatur, die Schultern, den gesamten Oberkörper und spannen Sie diesen an.

Ziehen Sie dabei das Kinn zur Brust. Schieben Sie Ihre Schultern nach oben bis zu den Ohren. Achten Sie darauf, dass Sie beide Schultern gleichmäßig stark anspannen. Fühlen Sie dabei maximale Spannung im Nacken, über den Hals bis in die Kiefer …

Atmen Sie in diese Spannung, halten Sie diese Spannung noch zwei Atemzüge lang.

Lösen Sie nun diese Spannung mit der Ausatmung …

Erfühlen Sie die muskuläre Entspannung in Hals und Nacken. Achten Sie darauf, dass im Bereich Hals und Nacken, Schultern und oberer Rückenbereich wirklich alles locker und völlig entspannt ist, ganz locker, ganz entspannt.

Auf der Reise durch Ihren Körper gehen Sie nun mit Ihren Gedanken weiter in die Bauch-, Rücken-, Po- und Beckenmuskulatur.

Spannen Sie beim Einatmen Ihren Bauch und die obere Rückenmuskulatur an, kneifen Sie Ihre Pomuskulatur kräftig zusammen und erfühlen Sie diese Spannung …

Fühlen Sie, wie sich mit jedem Atemzug die Spannung etwas verändert, beim Einatmen wird die Spannung etwas größer, beim Ausatmen wieder weniger.

Atmen Sie wieder ganz ruhig in diese Spannung: ein – und aus, ein – und aus, ein – und aus.

Beim nächsten Ausatmen lösen Sie die Anspannung in Ihrem Bauch, Ihrem Rücken und dem Po. Konzentrieren Sie sich ganz auf die tiefe Entspannung und spüren Sie, wie locker die Muskulatur in Ihrem Bauch, dem Rücken und dem Po ist.

Konzentrieren Sie sich jetzt auf Ihre Füße und Beine. Vergleichen Sie Ihren rechten Fuß mit dem linken Fuß, Ihr rechtes Bein mit dem linken Bein.

Versuchen Sie zu erfühlen, welche Seite Sie bereits jetzt als lockerer und entspannter empfinden.

Danach spannen Sie Ihre Muskulatur der Oberschenkel, der Unterschenkel und der Füße an.

Beugen Sie die Zehen, bis Ihre Fuß- und Wadenmuskulatur auf Spannung sind, drehen Sie die Füße leicht nach innen und drücken Sie mit der Außenkante der Fußsohle und mit der Ferse den Boden nach unten. Spannen Sie zusätzlich noch Ihre Oberschenkelmuskulatur an. Erfühlen Sie diese Spannung …

Konzentrieren Sie sich ganz auf diese Spannung, atmen Sie in diese Spannung, halten Sie diese Spannung noch zwei Atemzüge lang.

Und nun lösen Sie diese Spannung. Konzentrieren Sie sich darauf, ob Ihre Füße und Beine entspannt und gelöst sind. Atmen Sie auch jetzt wieder in diese entspannte Muskulatur …

Legen Sie die Hände auf Ihren Bauch und erfühlen Sie dabei die Bewegung Ihrer Atmung. Atmen Sie ganz ruhig und gleichmäßig, ganz ruhig, ganz gleichmäßig …

Zum Schluss dieser Übungen gehen Sie mit Ihren Gedanken noch einmal den gesamten Weg in Ihrem Körper zurück: Überprüfen Sie, ob die einzelnen Muskelgruppen wirklich locker und entspannt sind, ob die Körperhaltung noch der Statik entspricht, ob es Ihnen möglich ist, noch vorhandene Spannungen genau zu eruieren.

Beginnen Sie Ihren Gedankenspaziergang dort, wo die letzte Übung beendet wurde.

Sie erfühlen nunmehr Ihre Füße, Ihre Beine, das Becken und den Po, den gesamten Rücken, die Brust, den Bauch, die Schultern und Achseln, den Hals, das Gesicht, den gesamten Kopf. Versuchen Sie, den gesamten Körper entspannt und locker zu erfühlen. Atmen Sie in die Bereiche, wo Sie diese muskuläre Entspannung noch nicht so gut empfinden können. Versuchen Sie, mit jedem Atemzug diese Spannung nach außen abfließen zu lassen. Mit jedem Atemzug löst sich die vorhandene Spannung mehr und mehr, mehr und mehr …

Lösen Sie Anspannungen über Ihre Atmung so lange, bis sämtliche Bereiche Ihres Körpers wirklich locker und entspannt sind.

Entspannungsübung 3: Tiefe Bauchatmung

T Ich möchte nun gerne eine Atemübung mit Ihnen machen. Setzen Sie sich dafür aufrecht und in entspannter Haltung auf Ihren Stuhl. Wichtig dabei ist, dass Sie mit beiden Füßen Bodenkontakt haben und den Boden fest unter sich spüren. Während der gesamten Übung haben Sie die Kontrolle, was passiert …

Wenn es Ihnen möglich ist, schließen Sie die Augen, um nicht abgelenkt zu werden und sich besser konzentrieren zu können. Sie können die Übung aber auch mit offenen Augen durchführen. Entscheiden Sie selbst, wie es Ihnen angenehmer ist …

Atmen Sie nun bitte tief durch die Nase ein. Lassen Sie dabei Ihre Schultern entspannt nach unten hängen. Durch das tiefe Atmen in den Bauch wölbt sich Ihre Bauchdecke beim Einatmen nach außen.

Atmen Sie ebenso intensiv und bewusst durch den Mund aus – dabei senkt sich Ihre Bauchdecke wieder.

Um das Heben und Senken der Bauchdecke zu kontrollieren, können Sie eine Hand auf Ihren Bauch legen und die Bewegung damit nachverfolgen.

Konzentrieren Sie sich ganz auf Ihren Atem: das tiefe Einatmen durch die Nase und das Ausatmen durch den Mund.

Ihr ganzer Körper ist dabei entspannt, nur Ihre Bauchdecke hebt und senkt sich mit dem Atemrhythmus.

Versuchen Sie, Ihren ganz eigenen Atemrhythmus zu finden, so wie es Ihnen guttut.

Seien Sie mit Ihrer ganzen Aufmerksamkeit bei Ihrem Atem und der damit verbundenen Entspannung Ihres Körpers. Wenn Sie merken, dass Sie mit Ihren Gedanken abdriften, holen Sie Ihre Achtsamkeit einfach wieder zurück zum bewussten Atmen.

Mit jedem Ausatmen durch den Mund entweicht etwas mehr Anspannung aus Ihrem Körper und Sie fühlen sich noch entspannter.

Bleiben Sie mit Ihrer Konzentration noch ein paar Minuten bei Ihrem Ein- und Ausatmen und fühlen Sie die zunehmende Entspannung in Ihrem Körper.

Ich möchte Sie nun bitten, Ihre Augen langsam zu öffnen. Kommen Sie mit Ihrer Aufmerksamkeit zurück in die Gruppe, recken und strecken Sie sich einmal kräftig. Sie können auch aufstehen und Ihre Beine und Arme lockern.

Literatur

Backhaus J, Riemann D. Schlafstörungen bewältigen. Informationen und Anleitung zur Selbsthilfe. Weinheim: Beltz Verlags Union 1996.

Boos A. Kognitive Verhaltenstherapie nach chronischer Traumatisierung: Ein Therapiemanual. Göttingen: Hogrefe 2005.

Bowlby J. Verlust, Trauer und Psyche. Frankfurt: Fischer 1983.

Ehlers A. Posttraumatische Belastungsstörung. Göttingen: Hogrefe 1999.

Knaevelsrud C, Liedl A, Stammel N. Herausforderungen bei PTBS-Patienten. Weinheim, Basel: Beltz 2012.

König J, Resick PA, Karl A, Rosner R. Posttraumatische Belastungsstörung: Ein Manual zur Cognitive Processing Therapy. Göttingen: Hogrefe 2012.

Maercker A (Hrsg.) Posttraumatische Belastungsstörungen. 3. Aufl. Heidelberg, Berlin: Springer 2009.

Margraf J, Schneider S. Panik. Angstanfälle und ihre Behandlung. Heidelberg, Berlin: Springer 1990.

Najavitis LM. Posttraumatische Belastungsstörung und Substanzmissbrauch. Das Therapieprogramm „Sicherheit finden". Göttingen: Hogrefe 2009.

Rosner R, Steil R. Posttraumatische Belastungsstörung. Göttingen: Hogrefe 2008.

Schaub A, Roth E, Goldmann U. Kognitiv-psychoedukative Therapie zur Bewältigung von Depression: Ein Therapiemanual. Göttingen: Hogrefe 2006.

Seidler G, Freyberger H, Maercker A (Hrsg). Handbuch Psychotraumatologie. Stuttgart: Klett-Cotta 2011.

Strauß B, Mattke D (Hrsg). Gruppenpsychotherapie. Lehrbuch für die Praxis. Heidelberg, Berlin: Springer 2012.

Thünker J, Pietrowsky R. Alpträume: Ein Therapiemanual. Göttingen: Hogrefe 2010.

Wienberg G. Schizophrenie zum Thema machen. Psychoedukative Gruppenarbeit mit schizophren und schizoaffektiv erkrankten Menschen. Grundlagen und Praxis. 2. Aufl. Bonn: Psychiatrie-Verlag 1997.

Wienberg G, Sibum B. Psychoedukative Therapie schizophren Erkrankter. Einordnung und Überblick. In: Wienberg H (Hrsg). Schizophrenie zum Thema machen. Psychoedukative Gruppenarbeit mit schizophren und schizoaffektiv erkrankten Menschen. Grundlagen und Praxis. 2. Aufl. Bonn: Psychiatrie-Verlag 1997.

Znoj HJ. Komplizierte Trauer. Fortschritte der Psychotherapie. Göttingen: Hogrefe 2004.